LES DENTS

TRAITÉ PRATIQUE

DES

MALADIES DE CES ORGANES

DENTITION. — HYGIÈNE DES DENTS.
MOYENS D'ASSURER LEUR CONSERVATION. — POUDRES ET ÉLIXIRS DENTIFRICES.
NÉVRALGIE DENTAIRE. — MALADIES DES DENTS. — CARIE.
DÉCHAUSSEMENT. — ÉBRANLEMENT.
MALADIES DES GENCIVES. — EXTRACTION DES DENTS SANS DOULEUR.
DENTS ET RATELIERS ARTIFICIELS. — DIVISIONS PALATINES.
RESTAURATIONS BUCCALES, ETC., ETC.

PAR

A. PRÉTERRE

CHIRURGIEN DENTISTE DES HÔPITAUX CIVILS ET MILITAIRES
LAURÉAT DE LA FACULTÉ DE MÉDECINE DE PARIS,
Rédacteur en chef de l'*Art dentaire*, etc.

Pas de dents, pas de santé !

3e édition, revue, considérablement augmentée
Et illustrée de nombreuses gravures.

PARIS
J.-B. BAILLIÈRE, LIBRAIRE DE L'ACADÉMIE DE MÉDECINE
19, Rue Hautefeuille, 19
ET CHEZ L'AUTEUR
29, Boulevard des Italiens, 29, à Paris
ET A LA SUCCURSALE DE SA MAISON, 8, PLACE MASSÉNA, A NICE

1872

LES DENTS

TRAITÉ PRATIQUE

DES

MALADIES DE CES ORGANES

OUVRAGES DE M. PRÉTERRE

De l'emploi du protoxyde d'azote pour extraire les dents et pratiquer les opérations chirurgicales sans douleur. In-8°, 5e édition. 1 fr.

Recherches sur les propriétés physiques et physiologiques du protoxyde d'azote liquéfié. In-8°. 1 fr.

Conseils aux personnes qui ont perdu des dents. In-18. 1 fr.

Des élixirs et poudres dentifrices. In-32. 1 fr.

De la première et de la seconde dentition. Conseils aux mères de famille. In-32. 1 fr.

Traité des divisions congénitales ou acquises de la voûte du palais et de son voile. 1 vol. in-8° illustré de 97 gravures. 15 fr.

Musée des restaurations buccales. Un album in-folio illustré de magnifiques planches gravées sur acier d'après nature. 50 fr. (*Sous presse.*)

L'Art dentaire. 16 volumes in-8°. 10 fr. le volume. (Cette collection comprend les observations détaillées des maladies confiées à M. Préterre par MM. les médecins et chirurgiens des hôpitaux de France et de l'étranger, et la description illustrée des appareils construits pour les diverses lésions de la bouche.)

*Ces ouvrages se trouvent au bureau de l'*Art dentaire, *29, boulevard des Italiens.—Ils sont expédiés* franco *en échange d'un mandat ou de timbres-poste français.*

Principales Récompenses décernées à M. Préterre.

MÉDAILLE UNIQUE (PROTHÈSE) 1855
A L'EXPOSITION UNIVERSELLE DE PARIS.

GRANDE MÉDAILLE D'HONNEUR 1862
A L'EXPOSITION UNIVERSELLE DE LONDRES.

GRAND PRIX DÉCERNÉ EN 1863
PAR LA FACULTÉ DE MÉDECINE DE PARIS.

MÉDAILLE D'OR (UNIQUE) 1867
A L'EXPOSITION UNIVERSELLE DE PARIS.

MÉDAILLE D'HONNEUR, PARIS 1871
(SOINS DONNÉS AUX BLESSÉS.)

LES DENTS

TRAITÉ PRATIQUE

DES

MALADIES DE CES ORGANES

DENTITION. — HYGIÈNE DES DENTS.
MOYENS D'ASSURER LEUR CONSERVATION. — POUDRES ET ÉLIXIRS DENTIFRICES.
NÉVRALGIE DENTAIRE. — MALADIES DES DENTS. — CARIE.
DÉCHAUSSEMENT. — ÉBRANLEMENT.
MALADIES DES GENCIVES. — EXTRACTION DES DENTS SANS DOULEUR.
DENTS ET RATELIERS ARTIFICIELS. — DIVISIONS PALATINES.
RESTAURATIONS BUCCALES, ETC., ETC.

PAR

A. PRÉTERRE

CHIRURGIEN DENTISTE DES HÔPITAUX CIVILS ET MILITAIRES,
LAURÉAT DE LA FACULTÉ DE MÉDECINE DE PARIS,
Rédacteur en chef de *l'Art dentaire*, etc.

Pas de dents, pas de santé !

3e édition, revue, considérablement augmentée
Et illustrée de nombreuses gravures.

PARIS

J.-B. BAILLIÈRE, LIBRAIRE DE L'ACADÉMIE DE MÉDECINE
19, Rue Hautefeuille, 19

ET CHEZ L'AUTEUR
29, Boulevard des Italiens, 29, à Paris
ET A LA SUCCURSALE DE SA MAISON, 8, PLACE MASSÉNA, A NICE

1872

LES HABITANTS DE LA BOUCHE

EXPLICATION DES FIGURES

1. **Leptothrix buccalis**, champignon qu'on rencontre fréquemment dans les dents cariées.
2. **Oïdium albicans**, champignon du muguet.
3. **Leptomitus**, champignon.
4. **Vibrio spirilum**, champignon en forme de tire-bouchon.
5. **Volvox.**
6. **Vibrions** mélangés de cellules épithéliales, animaux qu'on rencontre dans la bouche des personnes qui ne se nettoient pas les dents.

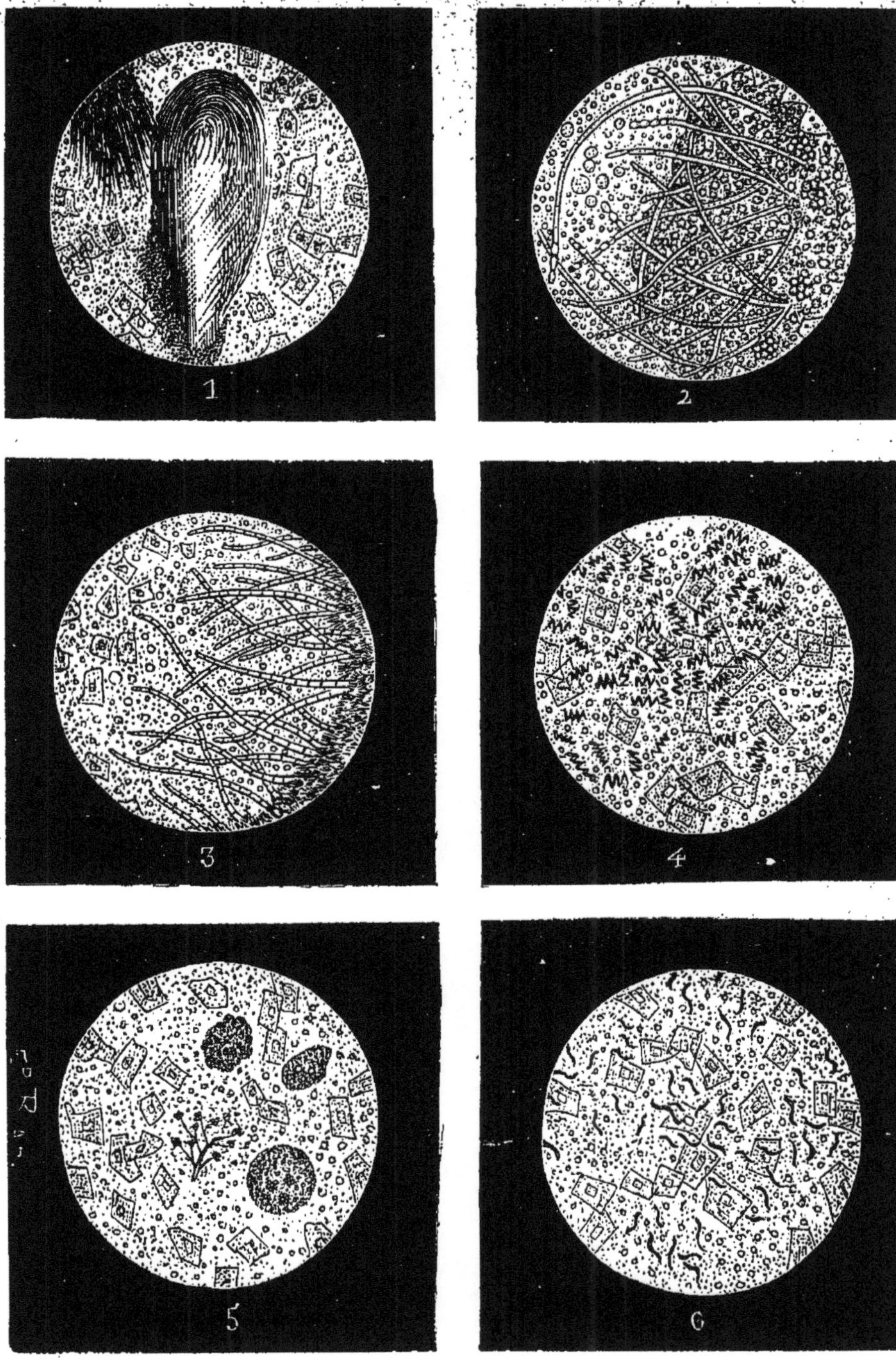
1
2
3
4
5
6

INTRODUCTION

L'influence considérable que l'état des dents exerce sur la santé est généralement mal appréciée. Peu de personnes se rendent compte de l'importance de ces organes et des nombreuses ressources au moyen desquelles il est possible d'arrêter les progrès de leurs maladies.

On n'hésite pas généralement à consulter un médecin pour l'indisposition la plus légère. Mais ce n'est qu'avec la répugnance la plus grande qu'on se décide à aller chez un dentiste. On ne s'y résigne que quand on y est forcé par la douleur, et alors, quel que soit le talent du praticien auquel on s'adresse, il ne peut souvent que pratiquer des opérations douloureuses et présentant peu de chances de succès en raison des conditions défavorables dans lesquelles elles sont exécutées. Si, comme cela se fait aux États-Unis, on se faisait examiner la bouche par un dentiste au moins une fois tous les six mois, et cela dès l'enfance, bien des douleurs seraient évitées et l'on ne se verrait pas forcé de sacrifier un à un des organes aussi nécessaires à la santé qu'à la beauté.

Une pratique déjà bien longue nous permet d'affirmer que s'il n'est pas d'organes plus facilement altérables que les dents, il n'en est pas non plus qui soient susceptibles d'une plus longue conservation lorsqu'on leur donne les soins nécessaires.

Les ressources que la science offre au

dentiste pour prévenir et guérir les diverses affections des dents sont très-nombreuses, mais malheureusement aussi, ignorées de la plupart des personnes qui exercent cette profession.

Il est profondément regrettable qu'aucun moyen d'instruction méthodique n'existe en France pour le praticien qui se destine à la profession de dentiste. Il n'existe, en effet, dans les Facultés françaises, aucune chaire spéciale ainsi que cela a lieu dans quelques villes d'Europe et dans beaucoup de villes des États-Unis d'Amérique où des colléges spéciaux [1], formés sur le modèle des

(1) Chaque Faculté américaine de dentistes a sept à huit chaires différentes :
1° Une de physiologie et de chirurgie dentaires;
2° Une d'anatomie générale;
3° Une de chimie et de métallurgie;
4° Deux de mécanique dentaire;
5° Une de dissection;
6° Une d'anatomie descriptive;
7° Une d'hygiène et de thérapeutique spéciales.
8° Une de pathologie dentaire.

écoles de médecine de l'ancien continent, ont été fondés dans la plupart des grandes villes de l'Union. Les principaux sont ceux de New-York, Philadelphie, Baltimore, Cincinnati, Nouvelle-Orléans, Saint-Louis, etc. La jeunesse y vient étudier les branches si variées de la science dentaire, et recevoir, après des examens sérieux, le diplôme de chirurgien-dentiste, qui assure au titulaire une place distinguée parmi les professions libérales.

Quand un étudiant dentiste a suivi pendant plusieurs années tous les cours d'une Faculté, quand, après avoir mérité et acquis son diplôme, il va exercer son art, ne présente-t-il pas toutes les garanties de science et d'habileté, n'est-ce pas en toute confiance et sécurité qu'on peut s'adresser à lui?

Dans plusieurs villes importantes de l'Amérique paraissent des journaux savamment rédigés et des livres sérieusement écrits, exclusivement consacrés à l'art du dentiste. Toutes les découvertes, toutes les inventions y sont examinées et discutées avec soin. Dans la plupart des villes, les dentistes forment entre eux des sociétés où ils se réunissent fréquemment pour se communiquer leurs observations sur l'art, dans le but de le faire progresser. Les travaux de ces réunions périodiques sont ensuite examinés dans des congrès annuels qui ont lieu tour à tour au siége d'une des Facultés. Ces grandes assemblées déduisent des comptes rendus qui leur sont faits des conclusions fécondes pour les progrès de l'art.

Telles sont les causes de la supériorité réelle et incontestée des dentistes américains.

Quatre-vingt-dix-neuf fois sur cent un dentiste américain a pour lui le savoir et l'habileté. En Amérique, un dentiste qui ne posséderait pas ces deux qualités serait bien vite obligé de renoncer à exercer sa profession. Le client américain a trop d'expérience et par suite est trop exigeant pour se contenter d'un travail à moitié réussi. Le moindre village des États-Unis possède un ou plusieurs dentistes aussi habiles que ceux des grandes villes et toujours exercés par une nombreuse clientèle.

Tout concourt, du reste, à entretenir chez le dentiste américain l'amour de l'étude et à lui rendre la routine impossible, tout concourt également sur une bien autre échelle qu'en France, où quelques citadins aisés, seuls, s'occupent de leurs dents, à mûrir son expérience et à donner à sa main une grande dextérité. Le climat du Nouveau Monde et la nature de ses eaux ont sur les dents une influence pernicieuse. Les Américains doivent avoir un soin particulier de leur bouche; ils ont *tous* recours au dentiste; dès le bas âge ils suivent un traitement préservatif. Pour eux, les dents ont un prix inestimable, ce sont les organes indispensables de la prononciation et de la mastication; ce sont les bourreaux ou les gardiens de l'estomac; elles marquent l'homme du sceau de la force et de la beauté.

En France, où le dentiste peut-il acquérir une instruction spéciale, à quelle source peut-il entretenir et agrandir ses connaissances? Quels sont ses moyens d'émulation? Les Facultés de médecine restent à l'égard de l'art dentaire dans un mutisme complet. Le plus habile de nos docteurs est forcé d'avouer qu'à l'occasion il serait fort embarrassé pour extraire ou plomber une dent, et tout à fait incapable d'une opération de prothèse. Les médecins qui veulent se faire dentistes doivent se résigner, hélas ! à devenir ouvriers dans un atelier, quand ils peuvent en trouver un, et à se façonner au système de la routine ; et à quel âge songent-ils à cette nouvelle profession ? quand déjà ils ont échoué dans la leur ; quand souvent ils sont déjà dans un âge avancé. Pas de chaire dans les Facultés pour l'instruction médicale et chirurgicale des dentistes ; pas de réunion, de sociétés où les lumières soient mises en commun et où l'intelligence de l'un profite à l'autre ; pas de livres sérieux et au courant de la science sur l'art du dentiste ; pas de journaux relatifs à la profession. Notre revue mensuelle, l'*Art dentaire*, fondée par nous, est encore le seul journal où les dentistes puissent s'initier aux progrès journellement accomplis dans les différentes branches de notre profession.

L'ouvrage dont nous publions aujourd'hui la deuxième édition est destiné à vulgariser [1] les connaissances relatives à l'art du dentiste.

Nous avons pensé qu'il serait utile de mettre à la portée de tous des connaissances dont l'utilité est aussi considérable que méconnue. Le succès obtenu par les premières éditions de ce travail prouve qu'il répondait à un besoin. Nous n'avons rien négligé pour le rendre digne de la bienveillance avec laquelle il a été accueilli. Nous l'avons revu et corrigé avec le plus grand soin, et y avons ajouté plusieurs chapitres importants et intercalé dans le texte de nombreuses gravures.

(1) Nous disons vulgariser, car ce livre est plutôt écrit pour les gens du monde que pour les médecins et les dentistes, bien que nous pensions que ces derniers peuvent y puiser plus d'un renseignement utile. Cet ouvrage n'est en réalité que le résumé d'un grand traité de prothèse et de chirurgie dentaires, auquel nous travaillons depuis plusieurs années et destiné à présenter un tableau complet des connaissances relatives à l'art du dentiste.

CHAPITRE Ier

De l'utilité des dents et des inconvénients qui résultent de leurs maladies et de leur perte.

Avant d'aborder l'étude des maladies des dents, nous croyons nécessaire de dire quelques mots de leur utilité.

La durée de la vie humaine est en raison du degré de perfection avec lequel s'exécutent les différentes fonctions du corps. De toutes ces fonctions, la plus importante est assurément la digestion ; car, aussitôt qu'elle est arrêtée ou qu'elle se fait imparfaitement, toutes les autres s'interrompent bientôt ou s'exécutent d'une façon incomplète.

Pour que la digestion se fasse régulièrement, il faut que les aliments soient rendus parfaitement assimilables, et pour qu'ils soient tout à fait assimilables, il faut qu'ils aient été complétement broyés.

« Certaines parties végétales, dit le savant physiologiste Bérard, résistent complétement à l'action des sucs de l'estomac et du tube digestif. Or, si ces parties servent d'enveloppe à des principes nutritifs, il faut qu'elles soient entamées pour que ceux-ci soient digérés. Si une lentille, un haricot, un pois, voire même un grain de raisin, n'ont pas reçu un coup de dent ou n'ont pas été écrasés dans la bouche, ils traversent tout le tube digestir sans être attaqués, de sorte que la fécule et les principes azotés qu'ils renferment, n'ayant point subi l'action des sucs digestifs, sont perdus pour la nutrition. »

« Cet acte préparatoire est tellement important, écrit M. Oudet, qu'il ne saurait s'exercer incomplétement sans que des dérangements plus ou moins grands ne surviennent dans les fonctions digestives. Si, dans l'état de santé, cette influence se fait si souvent sentir, que sera-ce donc lorsque l'estomac ou les intestins seront le siége de quelque altération? Les substances alimentaires parvenant à ces organes sans avoir reçu dans la bouche les modifications nécessaires excitent, de leur part, un surcroît d'activité qui augmente nécessairement leur état morbide ; je ne saurais donc trop appeler l'attention des médecins sur la nécessité de prendre en grande considération la manière dont s'accomplit la mastication chez les personnes atteintes d'affections des voies digestives. *Il me serait facile de citer plus de soixante observations de maladies de l'estomac ou de l'intestin qui auraient résisté longtemps aux secours de la médecine et que j'ai vues diminuer très-sensiblement ou cesser entièrement par l'application d'un dentier qui permettait à ces malades de pouvoir mâcher convenablement leurs aliments.* »

Les expériences de Réaumur ont démontré, depuis longtemps, que les aliments ne pouvaient être digérés qu'après avoir été parfaitement broyés. Il fit avaler à des moutons des tubes remplis d'herbe imbibée de salive. La trituration seule manquait à cet aliment, et cependant, deux jours après son ingestion, il n'avait encore subi aucune modification. Spallanzani rendit cette expérience encore plus concluante : il fit avaler à un mouton des tubes contenant les uns de l'herbe mâchée, les autres de l'herbe entière. L'herbe mâchée fut seule digérée, celle qui ne l'avait pas été resta intacte.

On peut affirmer, sans crainte d'être démenti par les faits, que les trois quarts des affections de l'estomac résultent d'une mastication insuffisante des aliments. « Tout « individu qui mâche incomplétement par « suite du mauvais état des dents, ou de la « muqueuse buccale, ou par cause de pré- « cipitation, dit le docteur Durand-Fardel, « dans un mémoire présenté à la Société « d'hydrologie, est à peu près infailliblement dyspepsique. »

Cette opinion est celle, du reste, de tous les auteurs qui ont écrit sur cette question ; elle se trouve formulée notamment dans un travail tout récent de M. le professeur Mialhe sur *la Dyspepsie par cause de mastication insuffisante*. Bien souvent on traite les individus atteints de ces maladies par tous les moyens possibles et sans succès. Si l'on cherchait à remonter à la cause du mal, on la trouverait dans l'état des dents, et il serait facile alors d'y remédier.

C'est là une vérité bien souvent méconnue et sur laquelle on ne saurait trop insister. A tout âge, surtout pendant la vieillesse, les dents sont indispensables, et cependant, que de fois cette phrase : *Je n'ai plus besoin de dents parce que je suis vieux,* a déjà sonné à nos oreilles. A ceux qui nous tiennent ce raisonnement nous répondons toujours : Vous avez besoin de dents précisément parce que vous êtes vieux. Si vous ne pouvez plus mâcher à un âge où vous avez absolument besoin de réparer vos forces, les années vous feront bien vite sentir leur main pesante, et tout le cortége d'infirmités, qui poursuivent les malheureux dont l'estomac fonctionne mal, vous attend.

L'*Union médicale* contenait récemment le récit d'un fait observé par M. le professeur Guéneau de Mussy et qui vient tout à fait à l'appui de ce qui précède. Il s'agit d'un vieillard entré à l'hôpital dans un état véritablement squelettique, et se plaignant d'une diarrhée dont le début remontait à douze ans, cet homme avait tout l'aspect d'un phthisique parvenu au dernier terme de la cachexie. La poitrine et le ventre n'offraient cependant aucun signe de tuberculisation. Examiné de près, on trouva qu'il avait les gencives fongueuses, noirâtres, et que, pour toutes dents, il ne lui restait que des chicots entourés d'abcès. On les enleva; on toucha les gencives avec la teinture d'iode; on donna le sous-nitrate de bismuth à l'intérieur, et le malade guérit au bout de trois ou quatre semaines.

Les faits de cette nature ne sont pas rares du reste et, chaque jour, nous sommes à même de les observer. Que de maladies de l'estomac ou d'affections nerveuses, de névralgies cruelles dues à des indigestions imparfaites résultant du mauvais état des dents et auxquelles un dentiste habile saura facilement remédier.

Les dents servent non-seulement à préparer l'acte important de la digestion, mais encore celles de devant surtout à l'articulation des mots. Leur perte entraîne l'aplatissement, et, par suite, le manque de sonorité de la voûte palatine, rend la prononciation difficile en même temps qu'elle détruit complétement la beauté du visage. Telle est la cause qui rend difficile l'articulation des mots chez les vieillards. Depuis longtemps, du reste, nous avons remarqué qu'un individu dont la voûte palatine est trop aplatie ne pouvait jamais être un brillant orateur.

Ce qui précède démontre d'une façon rigoureuse l'utilité des dents et la nécessité de tout faire pour conserver ces précieux organes.

Beaucoup de personnes cependant considèrent comme insignifiante la perte d'une dent; cette erreur est souvent très-préjudiciable. La perte d'une dent, en effet, entraîne souvent le déplacement de toute une arcade dentaire; les dents restantes chevauchent l'une sur l'autre et quelquefois s'ébranlent au point de tomber. C'est ainsi que nous avons vu une dent perdue amener le déplacement de toutes les dents de la mâchoire où elle était placée. Dès qu'on a perdu une dent, et à plus forte raison plusieurs, il faut recourir aux dents artificielles ou du moins se faire examiner la bouche par un dentiste assez instruit pour voir si les dents restantes ont besoin d'être maintenues par des dents artificielles, ou si cela est inutile. Car si une dent artificielle est le plus souvent indispensable ou simplement utile, elle peut quelquefois au contraire devenir fort nuisible. Dans tous les cas la perte d'une dent est un avertissement d'avoir à mieux soigner les autres, les faire aurifier si elles sont gâtées, les faire nettoyer si elles sont enduites de tartre. Généralement, une dent cariée est accompagnée de plusieurs autres, ce dont ne se doute souvent pas le client et, ainsi que nous ne cessons de le répéter, mieux vaut prévenir que guérir.

Parmi les causes les plus importantes de la perte des dents, on peut citer au premier rang l'absence des soins qu'elles devraient recevoir pendant l'enfance ; c'est-à-dire précisément à l'époque de la vie où les soins les plus assidus leur seraient indispensables. Il est triste de voir des enfants à peine sortis de pension ne plus posséder que des dents à moitié gâtées, impropres à remplir leurs fonctions et qui, non-seulement défigurent le visage, mais encore condamnent à de douloureuses affections de l'estomac ces malheureuses victimes de la plus profonde imprévoyance.

Pourrait-il en être autrement? Évidemment oui, puisque nous n'observons rien de pareil en Amérique où, ainsi que nous l'avons bien des fois répété, les dents sont à tous les âges de la vie l'objet des soins les plus assidus et où de nombreux dentistes sont attachés spécialement à toutes les maisons d'éducation. En France, les établissements d'instruction importants ont bien en général un dentiste attaché à l'établissement, mais combien insuffisant est son rôle. Une heure ou deux tous les quinze jours pendant laquelle il doit examiner — comme à l'institution de la Légion d'honneur par exemple, — les dents de trente ou quarante élèves, voilà ce qu'on lui accorde. Dans cette inspection quasi-militaire il doit non-seulement voir les affections à traiter, et cela chez des enfants qui, par crainte de la souffrance, se soustraient autant que possible à son examen, mais encore pratiquer les opérations nécessaires. On comprend que, dans des conditions semblables, le meilleur praticien doit borner son rôle à l'extraction pure et simple des dents ou à de grossiers plombages.

A vrai dire, à qui s'en prendre? Instituteurs, enfants et parents ne se soucient guère du dentiste. Instituteurs et enfants sont dans leur rôle. Aux premiers, les visites répétées d'un praticien instruit coûteraient fort cher; aux seconds, elles seraient la cause de craintes que leur âge justifie bien. Mais les parents, quelle cause pourraient-ils invoquer autre que leur ignorance? C'est là sans doute une bien triste excuse, d'autant plus que toute leur science sur ce point doit se borner au simple souvenir de cet axiôme que nous avons écrit en tête de notre livre : *Pas de dents, pas de santé!*

S'il est nécessaire de soigner ses dents quand elles sont bien portantes afin de ne pas les perdre, il est indispensable de les traiter quand elles sont malades ; chacun connaît les inconvénients du mal de dents et il est inutile d'insister sur ce point. Nous dirons seulement qu'une dent malade est parfois la cause de maladies dont souvent on recherche vainement la cause. Une dent cariée produit fréquemmcnt les troubles les plus sérieux de la vue et de l'audition, ainsi que nous en avons observé de nombreux exemples. Pour n'en citer qu'un, nous mentionnerons le suivant qui est tout récent :

M. X... se présente à notre consultation pour se faire traiter de névralgies dentaires qui avaient altéré sa santé générale depuis plusieurs années et déterminé des troubles de la vue et de l'audition qui s'affaiblissaient chaque jour. L'examen attentif de la bouche me fit découvrir au niveau de la gencive recouvrant la racine de la canine droite supérieure, arrachée depuis plusieurs années, une saillie fort sensible. Sur les renseignements donnés par notre client, nous supposâmes que cette racine, brisée pendant l'extraction de la canine, était restée dans l'alvéole et déterminait par sa présence les troubles visuels observés.

Malgré son étonnement et ses doutes, notre client nous autorisa à rechercher la racine dont nous supposions l'existence. Nous débridâmes la gencive et finîmes par trouver dans l'alvéole une racine mesurant 5 millimètres de longueur à peine dans son plus grand diamètre. Sur elle se trouvait greffée une poche fibreuse très-adhérente de 15 millimètres de longueur sur 2 ou 3 de largeur. Quelques jours après l'opération, notre client avait complétement recouvré l'usage de la vue.

Nous avons conservé dans de la glycérine cette racine munie de son appendice fibreux, et nous serons heureux de la montrer aux personnes qui désireraient examiner une pièce aussi rare et dont nous ne possédions encore que quelques exemples.

On voit, par tout ce que nous avons dit dans ce chapitre, quelle influence l'état des dents peut avoir sur la santé et combien il importe de tout faire pour conserver d'aussi précieux organes. Il suffit de quelques soins bien simples pour y arriver ainsi que nous le montrerons dans la suite de ce travail.

CHAPITRE II

Anatomie et physiologie des dents.

Les dents sont de petits organes ossiformes qui garnissent le bord des mâchoires. Placées à l'entrée du canal alimentaire, elles ont pour but principal de broyer et réduire en pâte les aliments avant leur transmission dans l'œsophage et l'estomac.

L'homme adulte possède trente-deux dents, seize à chaque mâchoire; dans son enfance, il n'en a que vingt.

Chaque dent se compose de trois parties : la couronne, qui fait saillie en dehors et sert à broyer les aliments; la racine, qui est implantée dans une cavité nommée alvéole; et le collet, partie rétrécie qui réunit la racine et la couronne.

On divise les dents en trois classes : *incisives*, *canines* et *molaires*. Ces dernières sont subdivisées elles-mêmes en grosses et petites molaires.

Incisives.

Placées à la partie antérieure des mâchoires, elles sont au nombre de huit, quatre en haut et quatre en bas. Elles n'ont qu'une racine simple aplatie latéralement. Leur base est tranchante, de façon à pouvoir couper les aliments.

Canines.

Les canines sont au nombre de deux pour chaque mâchoire; elles sont placées à côté des incisives et en dehors. Comme les incisives, elles n'ont qu'une racine aplatie latéralement; mais cette racine est beaucoup plus grosse et plus longue. L'extrémité des canines n'est pas coupante, mais taillée en pointe, afin qu'elles puissent déchirer les aliments.

Molaires.

Placées à côté des canines et en dehors, les molaires sont au nombre de vingt, dix pour chaque mâchoire; elles servent à broyer les aliments; on les divise, comme nous l'avons déjà dit, en grosses et petites molaires.

Les petites molaires, nommées aussi *bicuspidées*, sont au nombre de huit; leur couronne présente deux tubercules conoïdes séparés par une rainure; leur racine paraît simple, mais elle est double en réalité, ainsi que le démontre le sillon longitudinal profond qu'elles présentent.

Les grosses molaires ou *multicuspidées* sont au nombre de douze; elles sont placées au fond de la bouche; leur couronne est garnie de plusieurs tubercules séparés par de profondes rainures; elles ont plusieurs racines. Les molaires supérieures en ont généralement trois, les inférieures deux. La dernière des grosses molaires, appelée dent de sagesse, parce qu'elle pousse très-tard, n'a souvent, en apparence, qu'une racine formant quelquefois un crochet.

Structure des dents.

Les dents se composent d'une partie molle et d'une partie dure; la partie molle est formée par la pulpe dentaire; la partie dure par l'émail, l'ivoire et le cément. La couronne se compose d'ivoire et est recouverte par l'émail ; la racine se compose également d'ivoire, mais elle est recouverte par le cément qui, lui-même, est recouvert d'une membrane mince nommée *périoste alvéolo-dentaire,* analogue à celle qui recouvre tous les os.

Pulpe dentaire.

La pulpe ou bulbe dentaire est une substance molle rougeâtre, composée d'une trame fibreuse et de matière amorphe, parcourue par un grand nombre de ramifications veineuses, artérielles et nerveuses. Elle est renfermée dans la cavité dentaire et rattachée au périoste alvéolo-dentaire par un pédicule mince traversant le canal de la racine. C'est par ce pédicule que pénètrent les vaisseaux nourriciers de cet organe.

De la surface de la pulpe partent de petits prolongements très-fins, dits *fibres dentaires,* qui se dirigent dans les canalicules de l'ivoire et donnent probablement à cette substance sa sensibilité.

Émail.

L'émail est la partie la plus extérieure de la dent; il forme une couche brillante d'un blanc bleuâtre qui recouvre la couronne et s'arrête au collet. C'est un corps très-dur et, en même temps, très-fragile. Il est à son maximum d'épaisseur sur le sommet de la dent et va en diminuant jusqu'à son collet.

L'émail se compose de prismes microscopiques à colonnes nommés quelquefois fibres de l'émail. Ils sont soudés entre eux et reposent par leur base sur l'ivoire.

L'émail est recouvert d'une sorte de membrane ayant un millième de millimètre d'épaisseur nommée *cuticule de l'émail*, à peu près inattaquable par la plupart des réactifs.

Voici, suivant Berzélius, la composition de l'émail :

Phosphate de chaux mêlé à un peu de fluorure de calcium.	88,5
Carbonate de chaux..	8,0
Phosphate de magnésie..	1,5
Eau et substance animale..	2,0
	100,0

Ivoire ou dentine.

L'ivoire ou dentine forme la partie la plus considérable de la dent. C'est une substance moins dure que l'émail, mais beaucoup plus dure que les os ou le cément. Elle est creusée d'une cavité qui contient la pulpe.

L'ivoire est constitué par une substance granuleuse parcourue par un nombre infini de petits canaux microscopiques nommés *canalicules dentaires*. Ils traversent toute l'épaisseur de l'ivoire en restant parallèles les uns avec les autres.

L'ivoire ne paraît contenir ni vaisseaux ni nerfs. Son extrême sensibilité paraît provenir de la facilité avec laquelle il transmet à la pulpe les chocs qu'il reçoit.

Voici, d'après Berzélius, la composition de l'ivoire :

Phosphate de chaux mêlé à un peu de fluorure de calcium.	64,30
Carbonate de chaux.	5,30
Phosphate de magnésie.	1,00
Soude.	1,40
Matière animale et eau.	28,00
	100,00

En comparant la composition de l'émail avec celle de l'ivoire, on voit qu'il ne diffère de ce dernier, au point de vue chimique, que par une plus forte proportion de matière animale.

Cément.

Le cément est une substance très-analogue aux os qui revêt toute la surface extérieure des racines. C'est à leur sommet qu'il atteint son maximum d'épaisseur.

D'après Lassaigne, la composition du cément serait :

Phosphate de chaux.	53,84
Carbonate de chaux.	3,98
Matière animale.	42,18
	100,00

Périoste alvéolo-dentaire.

Le périoste alvéolo-dentaire est une membrane, analogue au périoste ordinaire, qui recouvre les racines auxquelles elle adhère intimement. Il est recouvert par l'alvéole avec lequel il adhère également, mais beaucoup moins qu'avec la racine.

Développement des dents.

Les dents sont produites par de petits sacs membraneux qui se forment dans l'alvéole. Ils renferment une masse molle nommée *bulbe*, qui sécrète une substance liquide dans laquelle se forment des granulations qui durcissent et enveloppent bientôt le bulbe sur lequel elles se moulent.

C'est cette petite masse, ainsi moulée sur le bulbe, qui constitue la dent. En même temps qu'elle se développe, elle tend à sortir de l'alvéole, et bientôt elle perce la gencive et arrive au dehors.

C'est vers l'âge de trois à quatre mois qu'apparaissent chez le fœtus les premiers rudiments des alvéoles; les masses pulpeuses ne deviennent distinctes que vers le cinquième mois. Leur ossification commence bientôt et se continue jusqu'à sept à neuf mois après la naissance, époque à laquelle les incisives commencent à percer les gencives.

CHAPITRE III

De la dentition.

On désigne, par le mot de dentition, les phénomènes de l'accroissement et de la sortie des dents.

Il y a deux dentitions. Pendant la première, apparaissent les dents temporaires, au nombre de vingt, qu'on désigne sous le nom de dents de lait; pendant la seconde, ces dents sont remplacées par des dents permanentes.

Première dentition ou dents de lait.

A la naissance, la couronne des incisives est formée; mais celle des canines ne l'est pas. Bientôt les racines se développent; et, vers l'âge de six à huit mois, commence la première dentition. Les incisives moyennes de la mâchoire supérieure percent d'abord; quinze jours après, apparaissent les incisives correspondantes de la mâchoire inférieure, puis les incisives latérales et, plus tard, les canines. Vers le douzième mois, viennent enfin et successivement les huit premières molaires. Voici du reste le tableau représentant l'ordre dans lequel elles se présentent :

Incisives centrales.	6 à 8 mois.
(Cas extrêmes de 4 à 13 mois).	
Incisives latérales.	7 à 9
Canines.	17 à 18
Premières molaires.	14 à 10
Deuxièmes molaires..	24 à 34

Les vingt premières dents, dites de *lait* ou *temporaires*, sont complètes vers l'âge de deux à trois ans, quelquefois avant.

Deuxième dentition ou dents permanentes.

Vers la sixième ou la septième année, les dents de lait tombent et sont remplacées par des dents permanentes, d'abord au nombre de vingt-huit, mais qui s'accroissent de quatre vers l'âge de vingt ans, de façon à former le chiffre total de trente-deux.

Les germes des secondes dents existent chez le fœtus; leur ossification commence quelques mois après la naissance pour les incisives et les grosses molaires; elle n'est terminée qu'à l'âge de dix ans pour les dernières dents. En même temps, la racine des dents de lait est résorbée, et la dent, qui n'est plus retenue dans son alvéole, tombe bientôt. Les anciens, qui voyaient que les dents de lait n'ont pas de racine lorsqu'elles tombent, avaient recours à plusieurs hypothèses pour expliquer ce phénomène : les uns croyaient qu'elles n'avaient pas de racines; les autres, que les racines restaient dans la mâchoire et continuaient à croître pour engendrer plus tard de nouvelles dents.

Le tableau suivant indique approximativement l'époque de l'apparition des dents permanentes :

Premières grosses molaires vers	6 à 7 ans.
Incisives moyennes et latérales	7 à 9
Premières petites molaires Deuxièmes petites molaires	9 à 10
Canines	11 à 12
Deuxièmes grosses molaires	12 à 13

Troisièmes grosses molaires (dents de sagesse) . . . . 18 à 24

Exceptionnellement, on voit sortir ces dernières à un âge fort avancé.

CHAPITRE IV

Des accidents de la dentition (déviations dentaires, névralgies, etc.) et des soins à donner aux dents de lait.

Quelque favorables que soient les conditions dans lesquelles se produit le travail de la dentition, il détermine toujours du côté de la cavité buccale une congestion plus ou moins vive, qui ne doit pas être considérée comme un état pathologique, lorsqu'elle ne dépasse pas certaines limites.

Les accidents pouvant résulter de la dentition sont nombreux; leur traitement nécessite tous les soins d'un médecin ou d'un dentiste expérimenté; on peut les diviser en deux classes : les accidents locaux, produits par le travail de la dentition, et les accidents généraux qui l'accompagnent. Ces derniers sont plus spécialement du ressort de la médecine. Nous dirons donc seulement, en passant, que c'est à tort qu'on croit généralement que les diarrhées favorisent la dentition. A moins qu'elles ne soient très-légères, il faut s'empresser de les combattre par les moyens les plus actifs, ainsi que le recommande le professeur Trousseau.

Les accidents locaux les plus communs de la première dentition sont une sécrétion abondante de la salive, une démangeaison et un gonflement des gencives, qui sont tendues, rouges, chaudes et douloureuses. Ces différents états peuvent être accompagnés de fièvre, de mouvements spasmodiques et de convulsions violentes.

Le moyen le plus simple à opposer au gonflement des gencives consiste à pratiquer sur elles une incision cruciale allant jusqu'à la dent, ou, préférablement, à tailler un lambeau elliptique qu'on enlève, afin d'empêcher la cicatrisation prématurée de la plaie. Les symptômes les plus graves disparaissent aussitôt comme par enchantement

Lorsque les gencives ne sont que légèrement enflammées, on les frotte avec du miel et on fait gargariser la bouche avec de l'eau additionnée de quelques gouttes de notre élixir dentifrice.

Les hochets d'ivoire, de verre ou de métal qu'on donne aux enfants dans le but de faciliter la sortie de leurs dents, atteignent un but exactement contraire à celui qu'on se propose. Leur contact durcit, en effet, les gencives, et, en les rendant calleuses, augmente les difficultés de la dentition. Il vaut beaucoup mieux faire sucer à l'enfant quelques figues grasses ou un morceau de racine de guimauve, qui forment dans la bouche un mucilage émollient. Quant aux sirops qu'on a proposés pour faciliter la dentition et faire pousser les dents, ils n'ont jamais servi qu'à garnir la bourse des charlatans qui les exploitent.

Par suite d'un préjugé fort répandu, on ne donne aucun soin aux dents de lait, qu'on sait devoir être remplacées par des dents permanentes. Notre expérience nous permet d'affirmer que c'est au contraire à cette époque de la vie que les soins sont le plus nécessaires. Il importe beaucoup d'empêcher la chute prématurée des dents de lait et de les aurifier lorsqu'elles sont cariées, ainsi qu'on le ferait pour des dents permanentes. Il faut à l'enfant comme à l'adulte des dents en état de mâcher. Si elles le font souffrir, il ne se nourrira pas; et il en résultera des accidents qui retentiront sur tout l'organisme. Leur présence favorise le développement normal de la mâchoire, qui n'est pas encore complétement terminé. Leur chute prématurée entraîne à sa suite la déviation des dents permanentes, ainsi que nous allons l'expliquer.

Les os des mâchoires, chez l'enfant qui n'a pas encore de dents, ont une forme et des dimensions très-différentes de celles qu'ils auront après la sortie des dents de la seconde dentition. Depuis l'âge de six mois jusqu'à celui de trente mois environ, ils se modifient peu à peu par la sortie successive de divers groupes de dents temporaires; mais, à cette époque, ils ne pourraient présenter aux vingt-huit premières dents de la seconde dentition la place qui leur est nécessaire; aussi restent-ils encore, pendant une période de quatre ans, munis seulement de vingt dents. Pendant ce temps, ils se développent, et l'étendue du bord alvéolaire augmente. Ce n'est que lorsque ce travail est suffisamment avancé que les dents définitives, en se développant à leur tour, provoquent la chute des dents temporaires pour prendre leur place. On comprend maintenant que si la carie oblige à arracher prématurément les dents de lait, si un mauvais entretien de la bouche hâte leur chute, les dents de remplacement n'éprouvant plus à leur sortie l'obstacle nécessaire qu'y avait mis la nature, apparaîtront trop vite, ne trouveront pas sur un maxillaire rétréci la place qui leur est nécessaire, ou se développeront en contact avec des dents cariées. De là des difformités, des souffrances, qui seront un souci continuel pour le reste de l'existence.

Il ne faut enlever les dents de lait que lorsque leur présence est un obstacle à l'accroissement et à la direction régulière des nouvelles dents. Si dans ce cas on différait leur extraction, il pourrait en résulter des déviations longues à guérir, bien qu'au moyen d'appareils spéciaux nous réussissions presque toujours à redresser les dents et à les rétablir dans une position normale. Mais ces redressements exigent quelquefois beaucoup de temps, des soins minutieux, et, ainsi que nous l'avons déjà dit, il vaut mieux avoir à prévenir qu'à guérir (1). On peut comparer les dents d'un enfant à un jeune arbre. Leur beauté, leur direction, dépendront entièrement des soins qu'on en aura pris dans sa jeunesse.

On ne saurait croire combien sont nombreux les accidents que peuvent produire les dents de lait, et à quel point ces accidents peuvent souvent embarrasser le praticien le plus instruit. Pour en donner un exemple, nous citerons l'observation suivante que nous avons récemment publiée dans notre journal *l'Art dentaire*.

Désordres causés par la présence d'une dent de lait chez un sujet âgé de trente-deux ans. — Tumeur considérée comme un cancer du maxillaire par plusieurs médecins. — Extraction de la dent. — Guérison.

Mademoiselle X..., âgée de 32 ans, est

(1) Les parents croient souvent qu'en faisant arracher une dent on peut arriver à redresser les dents voisines. Rien n'est plus erroné que cette opinion.

venue nous consulter récemment pour une tumeur à l'angle du maxillaire inférieur du côté droit. Cette tumeur, qui résistait à tous les traitements, avait été considérée comme cancéreuse par plusieurs chirurgiens, et on avait parlé d'enlever l'os maxillaire comme l'unique moyen de traitement.

Nous examinâmes l'intérieur de la bouche avec le plus grand soin, et nous découvrîmes que des deux côtés de la mâchoire, il existait deux grosses molaires de première dentition qui avaient persisté et arrêté la venue de la petite molaire dont on ne voyait qu'une seulement de chaque côté. A droite, la première et la deuxième grosse molaire étaient vacillantes, tandis que la molaire de première dentition conservait toute sa solidité.

En exerçant une pression sur la partie malade, on en faisait sortir une quantité assez considérable de pus.

Nous crûmes d'abord aussi que le maxillaire était malade. Mais un examen très-minutieux, répété pendant une seconde séance, nous fit penser que la tumeur était peut-être causée par la présence des racines d'une dent de lait logée dans les alvéoles.

La recherche de ces racines devait être extrêmement difficile, vu l'état des parties.

Nous commençâmes par extraire une des dents de lait, et dans le but de dilater l'ouverture et de modifier la suppuration, nous y introduisîmes du coton imbibé d'eau phéniquée. Mais nous n'obtînmes aucun résultat : la tumeur persistait et les molaires restaient ébranlées.

Nous enlevâmes alors la première grosse molaire de la deuxième dentition, ce qui n'amena encore aucun soulagement. Nous eûmes alors recours à l'application de petites flèches de chlorure de zinc que nous introduisîmes dans les ouvertures laissées par les dents arrachées.

Après l'application de ce caustique répétée à dix jours d'intervalle, nous eûmes la satisfaction de voir apparaître à l'extrémité de l'orifice une grosse molaire de première dentition, presque complétement privée de sa couronne. Nous l'enlevâmes facilement.

La tumeur disparut bientôt, et, au bout

d'un mois, la malade était complétement guérie, prouvant ainsi, une fois de plus, la justesse de l'axiome : *Sublata causa tollitur effectus.*

Ce n'est pas du reste chose rare de voir les dents de première dentition persister pendant un temps fort long. Il n'est pas de semaine que l'on ne nous amène des jeunes personnes de seize à vingt-cinq ans, ayant conservé jusqu'à cet âge des dents de première dentition, dont la plupart sont souvent cariées. Les conséquences de ce défaut de soins est facile à comprendre. Les dents de première dentition ayant persisté au delà de la limite de temps qui leur est assignée, empêchent la sortie des dents de deuxième dentition, qui ne sortent qu'irrégulièrement lorsque les dents de première dentition finissent par leur faire place.

Il nous arrive fréquemment d'être consulté pour des jeunes personnes, à l'époque de leur mariage, chez lesquelles nous trouvons des dents toutes chancelantes. Ces dents sont des dents de première dentition, que nous sommes alors forcé, comme seule et unique ressource, de remplacer par des pièces artificielles, ne pouvant plus espérer la venue des dents permanentes ; résultat des plus fâcheux et qu'on eût évité par une visite faite plus tôt chez un bon dentiste.

On comprend par ce qui précède la nécessité de soigner les dents de première dentition aussi bien que les dents permanentes. Nous pouvons ajouter encore que si on laisse se carier et, par suite, tomber les dents de première dentition, il en résulte un rétrécissement des arcades dentaires, qui s'oppose, ensuite, à l'évolution régulière des dents de deuxième dentition; il faut donc faire aurifier les dents de première dentition et les soigner absolument comme si elles ne devaient pas être remplacées par de nouvelles dents.

En Angleterre et aux États-Unis, les parents sont beaucoup plus instruits sous ce rapport qu'ils ne le sont en France, car dans la bibliothèque de toutes les familles existent des ouvrages spéciaux où chacun vient puiser tous les renseignements qui peuvent lu être utiles.

Les accidents qui accompagnent la seconde dentition sont généralement moins graves que ceux consécutifs à la première. Ils cèdent au même traitement.

Il arrive quelquefois que la dent de sagesse comprise entre le maxillaire et la molaire voisine n'ait pas assez d'espace pour sortir. On est alors obligé d'extraire cette dernière, opération qui présente souvent de sérieuses difficultés en raison de l'irrégularité des racines de ces dents.

On peut dire, en thèse générale, que les dents de sagesse sont celles dont la sortie donne lieu au plus grand nombre d'accidents. Souvent la cause de ces accidents est complétement méconnue. Fréquemment nous avons été appelé par M. Nélaton pour des cas analogues. Afin de montrer combien l'erreur est ici facile, même de la part d'un praticien instruit, nous citerons l'observation suivante, faite sur lui-même, par le Dr Fiard :

« Dans l'été de 1821, dit ce médecin, je fus atteint d'une légère douleur de gorge bientôt suivie, au mois de novembre, d'une violente inflammation de l'amygdale droite, combattue par une application de vingt-cinq sangsues, des sinapismes, qui la firent cesser. La gorge continua d'être douloureuse ; elle le devint insensiblement davantage ; la déglutition était fort difficile. Tous les moyens imaginables furent vainement mis en usage jusqu'au commencement de 1823. Les médecins et les chirurgiens les plus distingués de cette époque ne purent, pas plus que moi, en reconnaître la cause et m'apporter le moindre soulagement. Je refusai un traitement antisyphilitique auquel un illustre chirurgien voulait me soumettre, aucun antécédent ne pouvant faire supposer une cause spécifique.

« Je ne cessais d'examiner le fond de ma bouche, d'explorer tous les jours le lieu où siégeait la douleur, on n'y voyait rien qu'un gonflement de l'amygdale droite ; toutes mes dents étaient saines, les gencives dans une intégrité parfaite. En somme, j'étais presque décidé à me faire enlever l'amygdale lorsque, en explorant l'arrière-bouche, je remarquai que la dent inférieure gauche, dite de sagesse, manquait : en pressant contre l'apophyse coronoïde, j'éprouvai une douleur sourde. J'avais peine à comprendre qu'elle pût être en rapport avec l'amygdale droite et, en général, avec tout le côté droit de la gorge; cependant, sans avoir l'idée arrêtée, je soulevai avec un stylet la partie des chairs qui recouvraient, sans présenter aucune altération de couleur, la partie postérieure de la deuxième molaire. J'y sentis un corps dur, et, surmontant la douleur de l'exploration, je devins certain qu'une large et très-grosse dent, parfaitement sortie de son alvéole, gisait dans les chairs. Je saisis un bistouri et incisai largement la gencive d'arrière en avant : *le soulagement et la disparition des douleurs furent subits*, mais les deux lambeaux durent être excisés et cautérisés ; enfin, la dent mise à découvert me montra l'inutilité des moyens précédemment conseillés et la cause unique de mes longues souffrances qui cessèrent. »

Les 4 premières grosses molaires de la 2e dentition qui apparaissent généralement de 6 à 7 ans sont souvent, de la part des parents, cause d'une grave erreur. Partageant ce préjugé généralement répandu que l'art ne doit pas intervenir dans la dentition des enfants, ils laissent ces dents se gâter, supposant qu'elles sont de *première dentition et qu'elles doivent repousser*. Ces dents, qui auraient pu être conservées si elles avaient été aurifiées à temps, sont perdues *pour le reste de la vie*. De la perte de ces molaires résultent souvent la déviation des arcades dentaires [1] qu'on observe si fréquemment dans le premier âge et plus tard la perte inévitable des dents de devant qui ne peuvent supporter le travail auquel les condamne l'absence des molaires. Les faits de cette nature sont tellement fréquents que nous ne passons pas une semaine sans en voir plusieurs exemples.

(1) Voyez l'observation de la page 43.

CHAPITRE V

De l'hygiène des dents et des soins à leur donner pour en assurer la conservation.

Les parasites de la bouche.

Une hygiène bien entendue et quelques soins journaliers suffisent pour assurer la conservation indéfinie des dents. Peu de personnes malheureusement comprennent cette vérité, s'il faut s'en rapporter au petit nombre d'individus possédant des dents intactes. On peut certainement affirmer que, sur cent personnes ayant perdu des dents, le plus grand nombre les ont perdues par leur faute [1], et, quand on pense que du mauvais état des dents résultent toujours une altération des fonctions digestives et, par suite, un dépérissement plus ou moins considérable de la santé, une vieillesse anticipée, on ne comprend guère une pareille négligence, surtout quand on sait qu'il suffit

(1) Et le reste par la faute des dentistes ignorants, aurions-nous pu ajouter.

de quelques soins de propreté journaliers et d'une ou deux visites par an chez un vrai dentiste pour conserver toujours intacts ces précieux organes.

Les anciens comprenaient bien mieux que nous l'utilité des dents, et les soins qu'ils prenaient pour les conserver étaient nombreux. Les plus grands médecins de l'antiquité, Celse et Galien notamment, se sont occupés des dents et de leur hygiène. Paul d'Egine recommandait de se rincer la bouche après chaque repas. Avicenne nous a laissé des conseils sur l'usage des poudres dentifrices.

A notre époque nous voyons en France les préjugés les plus monstrueux régner à l'égard de l'hygiène des dents. Pour n'en citer qu'un, nous mentionnerons cette idée singulière qu'il ne faut pas faire soigner les dents pendant la grossesse. Jusqu'à un certain point on peut comprendre que l'idée de l'extraction puisse effrayer une personne déjà souffrante, bien qu'il faille mieux cependant souffrir une seconde que de souffrir constamment ; mais qu'on hésite à se faire soigner les dents malades, c'est ce qui ne s'explique pas. Une dent gâtée fera pendant la grossesse des progrès très-rapides [1], et pourra devenir une cause de douleur très-vive et nécessiter l'extraction. Si l'on ne se décide alors à cette extrémité, on souffrira pendant des mois entiers, et la santé de la mère et celle de l'enfant s'en ressentiront. Nous n'hésitons jamais à soigner les dents de nos clientes, lorsqu'elles sont enceintes, et même à recourir aux extractions quand elles sont nécessaires, extractions d'autant moins dangereuses que, grâce à l'emploi du protoxyde d'azote, nous abolissons complétement la douleur.

Ces préceptes sont, du reste, ceux des praticiens anglais et américains. Jamais aucun accident n'en a été la conséquence.

Deux praticiens étrangers bien connus à Paris, les Drs Campbell et Marion Sims, font

(1) Notre opinion sur ce point vient d'être confirmée par les recherches d'un professeur américain, publiées récemment dans le *Dental Cosmos*. Il résulte des recherches de ce savant que pendant la grossesse la proportion de phosphate de chaux que contient les dents diminue considérablement et, par suite, que leur altérabilité est bien plus considérable qu'en tout autre moment.

toujours soigner les dents de leurs clientes pendant leur grossesse.

Les soins à employer pour conserver les dents se résument en ceci : les tenir habituellement propres et éviter l'usage trop fréquent de certains aliments. Le premier précepte est encore bien plus important que le second.

Le régime que l'on suit a une influence incontestable sur l'état des dents. L'accumulation du tartre sur ces organes varie suivant la nature des aliments. Il est abondant chez les habitants des villes, qui se nourrissent principalement de viande, et en petite quantité, au contraire, chez les campagnards, qui consomment surtout beaucoup de fruits et de légumes.

Le sucre paraît avoir une action destructive sur les dents, bien que le fait ait été contesté. Il agit d'abord sur l'émail comme corps dur, et ses débris s'accumulant ensuite entre les dents s'y acidifient et les attaquent. Il est d'observation que les ouvriers occupés dans les raffineries ainsi que les confiseurs ont, de bonne heure, les dents ravagées par la carie. Les personnes qui consomment beaucoup de friandises sucrées ont aussi de très-mauvaises dents.

L'usage des liqueurs alcooliques et des boissons très-chaudes est encore considéré avec raison comme funeste aux dents.

Le vinaigre possède aussi une action très-active sur ces organes. Cet acide est, du reste, un de ceux qui les attaquent le plus énergiquement ; on peut rayer avec l'ongle une dent qui a séjourné vingt-quatre heures dans du vinaigre.

Il y a des contrées dont presque tous les habitants ont les dents atteintes de carie, notamment les pays bas et marécageux. Ce phénomène singulier paraît résulter de la composition des liquides employés comme boisson, tels que le cidre, le thé trop chaud, etc., bien qu'on ne puisse donner une explication sérieuse de leur mode d'action. Les eaux calcaires sont celles qui possèdent cette propriété au plus haut degré. C'est probablement pour cette raison que les habitants de la Hollande, de la Champagne, de la Picardie et de la Normandie ont d'aussi mauvaises dents.

Soins de la bouche.

Les soins à donner à la bouche constituent la partie la plus importante de l'hygiène dentaire. Ils permettent de préserver les dents de toute maladie.

Pour conserver les dents parfaitement propres, il suffit de les brosser le matin en se levant et de se rincer la bouche après chaque repas.

On brosse les dents avec une brosse de crin, sur laquelle on applique quelques pincées d'une poudre dentifrice, et on en frotte les dents en tous sens, sans trop craindre de faire saigner les gencives. Il faut frotter les dents sur leurs faces antérieures et postérieures, et non-seulement de droite à gauche et de gauche à droite, mais encore de bas en haut et de haut en bas. Après cette opération, on se rince la bouche avec de l'eau additionnée d'un élixir convenable.

On comprend que, si l'on se bornait à se nettoyer les dents tous les matins, les débris d'aliments accumulés entre elles, après chaque repas, auraient le temps de se décomposer et de les altérer : ces débris doivent donc être enlevés aussitôt, et on y réussit en se rinçant la bouche.

Ce serait une grave erreur de croire qu'il suffit de se servir d'eau pure pour obtenir une propreté parfaite des dents. L'eau, en effet, ne les nettoie pas suffisamment et n'a pas d'action sur le dépôt dont elles sont entourées ; elle n'a en outre aucune propriété désinfectante ; il est donc absolument nécessaire de l'additionner d'un élixir bien préparé. Nous disons bien préparé et nous insistons sur ce point, parce qu'il nous paraît être de la plus haute importance. Mieux vaut ne pas se laver du tout ou se servir simplement d'eau pure additionnée d'alcool, que d'avoir recours à la plupart des poudres et élixirs qui se débitent dans le commerce. Presque tous renferment des substances acides qui attaquent les gencives ou les dents et sont, nous en sommes certain, une des causes les plus fréquentes de la carie et du déchaussement. Ces préparations donnent, il est vrai, un éclat passager aux dents, mais ce n'est qu'en altérant leur émail, et on ne saurait croire le nombre de personnes qui ont perdu leurs dents par suite de l'usage habituel de certaines poudres ou élixirs.

Ces indications paraîtront minutieuses peut-être à beaucoup de personnes. Elles les trouveraient moins minutieuses peut-être si elles savaient que la bouche humaine est une véritable forêt d'êtres vivants qui, comme tous les êtres, sont obligés de détruire pour vivre et dont on ne peut se débarrasser que par des soins incessants. Nous pensons ne pouvoir mieux terminer ce chapitre que par l'article que nous avons récemment consacré dans *l'Art dentaire* aux habitants de la bouche.

Les habitants de la bouche.

Une immense forêt remplie de marécages au sein desquels vivent des végétaux et des animaux en quantités innombrables, tel est le spectacle qu'offre à l'œil de l'observateur armé du microscope l'intérieur d'une bouche humaine.

Dans l'intervalle protecteur que laissent les dents entre elles croissent, plus nombreuses que les épis des moissons, les touffes du *leptothrix buccalis*.

Dans les liquides buccaux, courent rapides de nombreux vibrions, les *denticolæ* tellement petits que les meilleurs microscopes les aperçoivent à peine; la *spirilla* en forme de tire-bouchon, aux mouvements agiles; les *monades*, qui ne sont qu'un point; les *volvox*, en forme de boules qui roulent toujours.

Ces hôtes nombreux ont leurs mœurs, leur genre de vie spécial; ils ne naissent pas au hasard, mais seulement dans des circonstances bien déterminées. Comme ils sont généralement peu connus, nous croyons intéresser nos lecteurs en leur donnant une description rapide de ces êtres étranges. Nous ferons observer qu'il faut avoir recours à de très-forts grossissements pour pouvoir les observer, et que leur examen exige une certaine habitude du microscope.

Voici la liste des hôtes les plus habituels de la bouche humaine :

Leptothrix buccalis.— Le leptothrix est une espèce particulière d'algue qu'on rencontre en forme de filaments réunis en houppe dans l'interstice des dents qui n'ont pas été nettoyées depuis 24 heures. « Leur accroissement est tout à fait extraordinaire, dit un de nos confrères allemands dans un travail fort intéressant (1) récemment publié sur cette question ; une nuit est suffisante pour couvrir la langue et les gencives d'une couche de ces parasites. »

On a attribué un rôle considérable aux leptothrix dans la production de la carie. On rencontre toujours en effet ces parasites en grande quantité dans la cavité des dents cariées ; mais comme on les rencontre aussi sur les dents parfaitement saines, ainsi que nous le disions plus haut, il est difficile d'admettre que leur présence puisse avoir une influence bien caractérisée sur la production de la carie, mais il est possible qu'une fois la carie établie, leur présence hâte sa marche.

Vibrions. — Ces petits parasites animaux se rencontrent dans tous les liquides en voie de décomposition. Dans la cavité des dents

(1) *Die Bewohner des Mundes und der Zahne von Zahnarz,* Schrott.

cariées, ils sont en quantité considérable. On les rencontre aussi dans la salive des personnes qui ne se nettoient pas la bouche fréquemment. Dans les caries avancées, on trouve les canalicules de la dentine habités par des vibrions fort petits, auxquels on a donné le nom de *denticola*. Entre les dents naturelles et sur les dents artificielles, on rencontre fréquemment une variété de vibrions qu'on a nommés *spirilla*. Ils sont semblables à un tire-bouchon et exécutent des mouvements fort vifs. Rien de plus curieux à examiner au microscope que ces singuliers êtres, dit avec raison l'auteur que nous citions plus haut.

Oïdium albicans. — Ce champignon ne se rencontre guère que chez les individus atteints de la maladie désignée sous le nom de muguet. Sur les aphthes, on rencontre souvent un champignon ressemblant à l'*oïdum albicans* auquel on a donné le nom de *leptomitus*.

Volvox. — Les volvox sont des infusoires en forme de boules qui roulent constamment sur elles-mêmes. On les rencontre principalement sur la langue lorsqu'elle est recouverte de saburres blanchâtres.

Monades. — Les monades sont des granulations sans organisation apparente. On les trouve quelquefois sur les dents cariées, mais beaucoup plus fréquemment sur les dents artificielles.

Animalcules du tartre. — Beaucoup d'auteurs considèrent le tartre comme formé des carapaces de diverses espèces d'infusoires; d'autres, il est vrai, le considèrent comme un simple dépôt de phosphate de chaux. D'après M. Schrott, le tartre aurait pour composition :

Débris d'infusoires.	60
Parasites végétaux.	10
Mucus provenant des liquides de la bouche.	15
Cellules épithéliales, résidus d'aliments. . .	10
Sels solubles dans l'eau.	5

Ajoutons pour terminer, — et la remarque est importante, — qu'on ne rencontre jamais de parasites végétaux ou animaux dans l'intérieur des bouches fréquemment nettoyées.

CHAPITRE VI

Des élixirs et poudres dentifrices.

Il existe un nombre considérable de poudres et élixirs dentifrices. Nous avons eu la patience de les examiner tous avec le plus grand soin et d'analyser ceux dont la composition nous était inconnue. Nous sommes donc parfaitement renseigné sur leur valeur; et, dès à présent, nous pouvons dire que, parmi toutes les compositions que nous avons soumises à l'examen, nous n'en avons rencontré qu'un bien petit nombre dont l'usage journalier nous ait paru devoir être réellement avantageux.

Un dentifrice qu'on emploie chaque jour doit satisfaire à bien des conditions. Pour être parfait, il faut : 1° qu'il enlève le dépôt de tartre qui se forme sur les dents sans avoir aucune action nuisible sur l'émail et les gencives; 2° qu'il sature les acides qui peuvent exister dans le mucus buccal et sont une cause fréquente de carie; 3° qu'il raffermisse les gencives quand elles sont ramollies et saignantes; 4° qu'il enlève à l'haleine toute odeur désagréable et la parfume.

Nous allons faire connaître la composition de quelques-unes des préparations dentifrices les plus connues. Leur nombre est considérable, mais leur composition varie peu, et on peut toutes les rattacher à un petit nombre de types, et ce sont ces types que nous avons choisis.

1° *Poudres dentifrices.*

*Poudre dentifrice acide C***.*

Tartre acidulé de potasse.	150	grammes.
Alun calciné.	10	—
Cochenille.	8	—
Essence de roses.	5	gouttes.

Cette poudre est très-répandue, une bonne moitié de celles vendues dans le commerce ont une composition analogue et n'ont généralement d'hygiénique que le nom. Si l'on avait cherché une préparation susceptible de détruire les dents dans le plus court espace de temps possible, on n'aurait pu trouver mieux. Le nombre des dents qui ont été perdues par son influence est innombrable, ce qui se comprend du reste parfaitement quand on sait que l'acide tartrique est un de ceux qui attaquent le plus énergiquement les dents.

Opiat dentifrice.

Corail porphyrisé.	150 grammes.
Tartre acidulé de potasse.	30 —
Os de seiche	20 —
Cochenille	3 décigr.
Miel..	160 grammes.

Cette préparation, aussi répandue que la précédente, est aussi détestable.

Poudre de charbon et de magnésie.

Charbon végétal.	200 grammes.
Magnésie	10 —

Toutes les poudres renfermant du charbon sont mauvaises, bien qu'on se figure généralement le contraire. Le charbon contient souvent des parcelles dures siliceuses qui, en s'insinuant entre les gencives et les dents, provoquent de la douleur et de l'inflammation. Il finit en outre par donner aux gencives une teinte bleuâtre désagréable et raye les dents à la longue.

Poudre dentifrice à base de charbon, quinquina et sucre.

Sucre.	10 grammes.
Charbon	20 —
Quinquina..	40 —

Cette composition est très-employée. Beaucoup de médecins la conseillent. Sur les trois substances qu'elles renferment, deux, le sucre et le charbon, sont certainement nuisibles; quant à la troisième, *grammatici certant.*

Poudre anglaise.

Craie.	3 parties.
Camphre..	1 partie.

Cette poudre, d'un goût très-désagréable, ne se compose que de substances complétement insignifiantes. Elle est tout à fait impropre à nettoyer les dents.

2° *Élixirs dentifrices.*

Eau de Botot.

Semence d'anis..........	80 grammes.
Girofle..............	20 —
Cannelle..............	20 —
Essence de menthe........	10 —
Alcool..............	2 litres.

Cette composition, qui a un goût assez agréable, est loin de constituer un élixir parfait et ne mérite nullement la réputation dont elle jouit, et qui lui vient seulement de son antiquité. Elle remonte en effet au siècle dernier, c'est-à-dire à l'enfance de l'art du dentiste et des préparations dentifrices. On la remplacerait très-simplement avec de l'alcool additionné de un gramme pour cent d'essence de menthe. On aurait ainsi pour moins de 5 francs ce qui se vend sur le pied de 30 à 40 francs le litre.

Élixir odontalgique.

Acide tannique..........	8 grammes.
Alcool..............	120 —
Teinture de benjoin........	2 —
Essence de menthe........	8 —

Renferme un acide et des substances excitantes en proportion beaucoup trop considérable.

Vinaigre de lavande.

Vinaigre très-fort..........	100 grammes.
Alcoolat de lavande.........	100 —

Beaucoup de personnes font usage de ce liquide comme dentifrice. Il est très-dangereux. Nous avons parlé plus haut de l'action qu'exerçait le vinaigre sur les dents. Il ne faut jamais avoir recours, pour l'entretien de la bouche, aux préparations contenant du vinaigre ou des acides.

Poudre et élixir Préterre.

On voit, par tout ce qui précède, que presque toutes les poudres et élixirs dentifrices présentent des inconvénients plus ou moins sérieux.

Frappé du danger ou de l'inutilité des diverses préparations dentifrices répandues dans le commerce, notre père, le docteur Préterre, s'est livré, il y a déjà longtemps, à de nombreuses recherches pour arriver à composer un dentifrice réunissant toutes les propriétés nécessaires. Ses travaux ont été couronnés de succès, et l'élixir et la poudre qu'il a composés ont acquis, en Amérique, depuis plus de cinquante ans, une réputation qui ne fait que s'accroître chaque jour. Nous les avons modifiés et importés en France, et ils y ont déjà acquis la même notoriété, s'il faut s'en rapporter aux quantités qui nous en sont demandées.

La poudre dentifrice Préterre est composée de produits chimiques parfaitement purs et à réaction alcaline; elle enlève le tartre sans jamais attaquer l'émail et maintient les dents parfaitement blanches.

Par les substances aromatiques et légèrement astringentes qu'il renferme, l'élixir Préterre raffermit les gencives, prévient ou arrête l'ébranlement et le déchaussement des dents; par les substances désinfectantes qui entrent dans sa composition, il arrête les progrès de la carie, corrige le plus souvent la fétidité de l'haleine, enlève l'odeur du cigare et laisse la bouche imprégnée d'un parfum agréable.

La plupart des élixirs laissent dans la bouche un goût âcre insupportable. Cela provient de ce qu'ils sont préparés par infusion au lieu de l'être par distillation. Pour obtenir le nôtre, nous faisons d'abord macérer dans de l'alcool vinique parfaitement pur des plantes aromatiques; nous distillons ensuite dans le vide et à basse température pour obtenir seulement certains principes, et nous ajoutons enfin les substances désinfectantes et astringentes. Ces opérations, que nous ne pouvons décrire ici en détail, sont longues et compliquées; mais, comme nous les exécutons en grand, elles ne présentent aucune difficulté dans leur pratique.

Ainsi que nous le disions plus haut, il y a déjà plusieurs années que nos clients se servent de notre poudre et de notre élixir, et chaque jour ils nous en adressent des remercîments. Ceux qui en font habituellement usage possèdent des dents parfaitement blanches et généralement exemptes de carie.

Pour employer notre élixir, il suffit d'en verser quelques gouttes dans un verre d'eau.

On s'en sert pour se rincer la bouche *après chaque repas* et le matin après s'être nettoyé les dents avec la poudre dentifrice.

A l'élixir et à la poudre dentifrice imaginés par notre père, le docteur Préterre, nous avons ajouté diverses préparations dont nous indiquons plus loin les usages dans un chapitre spécial

CHAPITRE VII

De l'examen de l'état de la bouche et du nettoyage des dents.

Lorsqu'un patient vient consulter un dentiste pour une maladie quelconque des dents, le premier soin du praticien doit être d'examiner l'état des dents. On se figure sans doute que c'est par là que commencent en effet le plus grand nombre des dentistes, et cependant il n'en est rien. Cet examen, du reste, est beaucoup plus compliqué qu'on ne le suppose. Chez l'adulte les dents présentent 160 faces qu'il faut examiner l'une après l'autre si on veut se rendre un compte exact de l'état de la bouche. Pour être bien fait, cet examen demande souvent près d'une heure. Il est rare que ses résultats n'étonnent pas le client. On vient à chaque heure de la journée nous consulter pour une dent malade, en affirmant que c'est la seule qui soit atteinte de carie. Cette affirmation est presque toujours en opposition avec les faits, et nous étonnons toujours le client en lui disant que pour nous rendre compte de l'état exact de sa bouche, un examen approfondi est nécessaire. Si, sachant qu'il a une dent gâtée, nous lui prédisons souvent avec certitude qu'il en a aussi plusieurs autres, c'est que nous savons par expérience qu'il en est presque toujours ainsi; mais pour connaître l'état exact de la bouche, un examen très-attentif est nécessaire. Nous dirons même que cet examen n'est possible, dans bien des cas, qu'en pratiquant le nettoyage des dents. Cette opération, qui consiste à enlever le tartre qui s'est déposé dans les interstices dentaires et sur les faces des dents sur lesquelles on ne mange pas, révèle seule le véritable état de la bouche et les caries des dents, car l'opérateur doit nettoyer une à une et, par suite, examiner les cent soixante faces que présentent les trente-deux dents.

Beaucoup de personnes s'imaginent, il est vrai, que faire nettoyer ses dents, c'est faire enlever leur émail. Nous ignorons ce qui a pu donner créance à un préjugé aussi absurde que répandu. Ce que nous savons bien, c'est que quand on tient à ne pas perdre toutes ses dents, il faut faire enlever le tartre qui les recouvre. Le déchaussement des dents, d'abord, leur chute, ensuite, menacent ceux qui négligent ce précepte. Quant à l'enlèvement de l'émail par le nettoyage, il est facile de démontrer que l'on n'a rien à craindre sous ce rapport. La lime, le diamant et les acides ont seuls le pouvoir de détruire l'émail. Les instruments dont se servent les dentistes pour nettoyer les dents, loin d'user l'émail, sont usés par lui. Quelque dure qu'on puisse supposer leur trempe, jamais ils n'arriveraient à entamer un corps aussi résistant.

CHAPITRE VIII

Du mal de dents ou odontalgie. Ses diverses causes.

L'*odontalgie* ou *mal de dents* n'est pas une maladie, mais un symptôme appartenant à un grand nombre d'affections fort diverses.

Le mal de dents étant produit par des causes variées, il est évidemment impossible d'agir sur elles par un moyen unique. Les remèdes proposés contre tous les maux de dents sans distinction d'origine sont donc en principe absurdes. Le traitement doit varier suivant la cause qui produit le mal ; c'est la cause et non l'effet qu'il importe de traiter.

Nous allons indiquer rapidement les causes les plus fréquentes du mal de dents.

Odontalgie des enfants.

L'odontalgie des enfants peut être produite par la carie, mais elle résulte le plus souvent de la difficulté que les dents éprouvent à sortir. Nous nous en sommes occupé en traitant de la dentition, et nous n'avons pas à y revenir.

Odontalgie résultant de la carie.

La pulpe dentaire est un organe extrêmement sensible. Lorsqu'il est mis à nu par une cause quelconque, le contact seul de l'air l'irrite, et la pression exercée sur lui par des parcelles d'aliments provoque d'atroces douleurs.

Pour remédier au mal de dents résultant de la carie, il faut calmer la sensibilité de la pulpe dentaire. On y arrive en la touchant avec certaines substances telles que le chloroforme, le laudanum, l'éther, et certaines huiles essentielles ou mieux en remplissant la cavité de la dent avec une boulette de coton imprégnée du baume que nous préparons spécialement pour cet usage. Ainsi que nous le verrons plus loin, le seul remède efficace à opposer à la carie, est l'aurification ou l'extirpation du nerf. La douleur produite par la carie s'étend souvent aux autres dents; c'est là une sorte d'odontalgie *par sympathie.*

Odontalgie résultant d'une inflammation des gencives.

La douleur, au lieu d'être circonscrite à une dent, s'étend généralement à plusieurs. Elle cède aux moyens employés contre l'inflammation des gencives, c'est-à-dire à l'usage habituel des émollients et à des gargarismes avec un bon élixir.

Odontalgie résultant d'une inflammation du périoste de l'alvéole et de la dent.

Les inflammations du périoste alvéolo-dentaire peuvent avoir lieu, soit à la suite d'une carie, soit à la suite d'un refroidissement ou de toute autre cause. Elles se terminent ordinairement par la formation d'un abcès. La dent semble allongée et la douleur, qui est continue et très-vive, s'exaspère à la suite du moindre choc, souvent elle est accompagnée de fièvre. Les antiphlogistiques, sangsues, scarifications, cataplasmes, etc., sont les moyens habituellement employés contre cette inflammation du périoste qui est une des causes les plus habituelles des fluxions.

Odontalgie par dénudation dentaire.

Cette variété de mal de dents se rencontre sur les faces antérieures et postérieures des molaires, lorsque le cément de la dent se trouve mis à nu par suite du retrait de la gencive ou bien encore lorsque les dents sont plus ou moins chassées de leur alvéole. Pour y remédier on trempera une petite bandelette de coton dans notre baume, on l'introduira entre les dents malades et on renouvellera l'opération 3 ou 4 fois par jour.

Odontalgie nerveuse ou névralgie dentaire.

Cette forme d'odontalgie est la plus douloureuse de toutes et la plus difficile à guérir. Elle paraît très-souvent indépendante de toute lésion organique. La douleur est vive, se manifestant sous forme d'élancements qui reviennent souvent à des époques périodiques.

Les narcotiques sont les meilleurs remèdes à employer contre elle. Nous avons souvent réussi à la calmer en faisant gargariser la bouche avec de l'eau un peu chaude mélangée à parties égales avec notre élixir.

Odontalgie par exostose des racines.

On a rencontré cette forme de mal de dents chez les individus d'un certain âge ou chez de jeunes sujets dont la pulpe a disparu. Une sorte d'excroissance osseuse se forme à la surface de la racine. L'existence de l'exostose se reconnaît à la douleur provoquée par la percussion sur une dent ne présentant extérieurement aucune lésion. Il n'y a guère de remède à cette affection que l'extraction rendue souvent fort difficile par la dimension de la racine dont l'extrémité est parfois plus grosse que la base ou l'excision d'une partie de la racine.

Odontalgie résultant d'une maladie de l'utérus.

L'influence des maladies de l'utérus sur les dents a été peu étudiée. Nous pensons que nos lecteurs liront avec intérêt un passage d'un livre de M. le docteur Cramoisy où se trouve traitée cette question :

« Nous ne pouvons pas croire que les peuples de tous les temps et de tous les pays aient accordé de si grands éloges à la beauté de la denture chez la femme, sans avoir attaché à la blancheur des dents et à la fermeté de la gencive une idée de santé générale. Les hommes de ces époques primitives avaient pour les guider un symbolisme naturel qui valait bien de savantes hypothèses.

« Chez les hordes slaves, des dents cariées, une mauvaise haleine et la stérilité étaient autant de motifs de divorce.

« Les femmes de nos sociétés civilisées, qui n'ont pas à craindre de pareilles extrémités, recourent à toutes les ruses pour dissimuler un accident arrivé à leur denture ; mais, à notre avis, c'est moins dans une intention de coquetterie que par une certaine conscience de la gravité de ce présage. Quand on entend dire à un grand nombre de mères de famille que chacun de leurs enfants leur a coûté une dent, peut-on s'empêcher d'établir une corrélation entre l'organe de la génération et la cavité buccale, et de considérer la perte de ces dents comme un signe de lésion utérine, dont la femme a été atteinte antérieurement à ses couches?

« Nous voulons bien admettre que la denture soit une question de race; que les Celtes, issus de la race indo-germanique, aient naturellement de belles dents; que les Cimbres, peuple teutonique, de haute stature, en aient presque toujours de mauvaises; il n'en est pas moins vrai que les affections utérines, toutes choses égales d'ailleurs, prédisposent l'une et l'autre race, d'une façon toute particulière, aux caries et aux affections buccales de toute nature.

« Un médecin ne saurait donc attacher une trop grande importance à l'inspection de la bouche de sa malade. Que de caries, que de névralgies dentaires, que d'abcès, que de fluxions périodiques aux gencives et aux joues, qui n'ont pas d'autre cause que la purulence à laquelle prédisposent les affections utérines! Les aphthes, les ulcérations de la muqueuse buccale qui s'attaquent souvent à la langue, toutes ces lésions d'une couleur grisâtre et d'un caractère fongueux sont les signes extérieurs d'autres lésions plus graves et plus internes.

« Cependant, et c'est là le côté difficile de ce genre de diagnostic, il faut que l'œil du médecin établisse une distinction parfaite entre ces accidents et ceux qui peuvent provenir d'une affection spécifique ou d'un mauvais entretien de la bouche. Car, en effet, on lit dans le journal *l'Art dentaire*, du mois de novembre 1857, rédigé par M. Préterre, « que la carie des dents est souvent le résultat de la décomposition chimique des sels calcaires en présence des acides sécrétés par la muqueuse buccale, et aussi de l'accumulation des corps étrangers provenant des aliments. »

« Il n'est pas non plus jusqu'à certaines haleines d'une odeur particulière et insupportable qui ne soient un indice de l'existence des affections utérines, surtout lorsque la femme a un extérieur sain, et que les causes de l'infirmité que nous signalons paraissent inexplicables.

« C'est par la tendance à la suppuration qui accompagne ou qui suit l'accouchement, que nous expliquons la sortie d'une dent de son alvéole : le pus et sa puissance de désorganisation en sont la cause. Ce fait cesse d'être une anomalie et devient un renseignement ; il indique dans l'organe de la génération l'existence d'une lésion plus ou moins grave. »

CHAPITRE IX

Des maladies des dents et de leur traitement.

Les maladies des dents et les affections qui peuvent en être la suite sont trop nombreuses pour que nous puissions les passer successivement en revue. Nous nous bornerons donc à étudier les principales, et nous consacrerons plusieurs chapitres aux plus importantes, c'est-à-dire à la carie et et au déchaussement.

Les maladies des dents sont occasionnées par une des causes suivantes : lésion de la pulpe dentaire, lésion du périoste dentaire, lésion de l'ivoire ou de l'émail, destruction des alvéoles.

Lésions de la pulpe dentaire.

De tous les organes du corps, la pulpe dentaire est un des plus sensibles, et un de ceux qui sont sujets au plus grand nombre de maladies. Bien qu'on ait observé son inflammation en l'absence de toute lésion organique, elle est le plus souvent le résultat d'une cause bien déterminée, telle qu'un coup violent sur les dents, la carie, une obturation mal faite ou faite trop tard, et le plombage des dents au moyen de mauvais amalgames.

Le premier phénomène morbide symptomatique d'une affection de la pulpe dentaire est l'accroissement de son irritabilité; les moindres impressions de chaud ou de froid produisent de violentes douleurs. Si cette irritabilité s'exagère, il peut en résulter une inflammation et une suppuration de la pulpe dentaire et par suite la destruction plus ou moins complète de la couronne et de la racine.

Pour remédier à la sensibilité exagérée de la pulpe dentaire, on a essayé, ainsi que nous l'avons dit, de détruire sa vitalité au moyen de caustiques énergiques; mais ce moyen n'est pas suffisant et peut amener des accidents provenant de l'irritation produite par la matière désorganisée qui continue à séjourner dans la cavité de la dent. Si, au contraire, après avoir détruit la vitalité de la pulpe, on a soin de l'enlever avec un instrument convenable et de remplir d'or la cavité de la dent et des canaux dentaires, elle peut ensuite se conserver indéfiniment.

L'inflammation de la pulpe dentaire s'observe quelquefois sur les dents en apparence saines, mais beaucoup plus fréquemment sur les dents cariées et presque toujours sur celles dont la pulpe est mise à découvert.

Lésion du périoste de la dent ou périostite dentaire.

Cette affection peut se produire sous l'influence d'un choc, d'un refroidissement ou d'une foule d'autres causes. Elle succède souvent à l'inflammation de la pulpe dentaire. Le mal débute brusquement, la dent est douloureuse, la gencive dure, et dans l'espace de trois jours environ il se forme un abcès placé entre le périoste et l'os, ou entre le périoste et la dent. L'abcès peut s'ouvrir sur les joues ou sur les gencives. Il peut quelquefois être placé de telle façon au sommet de la racine qu'il tende à expulser la dent qui s'ébranle alors, devient très-douloureuse et peut même être complétement chassée de son alvéole.

Ce n'est qu'en faisant une incision sur la gencive de façon à mettre la racine à découvert et ouvrant les abcès qui se forment qu'on peut guérir les inflammations du périoste alvéolo-dentaire.

L'inflammation du périoste peut se compliquer de névralgie, de fluxion, de fièvre, etc. Elle se termine généralement par la résolution, mais elle peut passer à l'état chronique, engendrer des fistules et défigurer ainsi pour la vie l'individu qui n'aura pas eu soin de faire extraire sa dent en temps utile.

La périostite chronique est un des modes de terminaison de l'inflammation du périoste; mais elle peut être produite par d'autres causes et notamment par l'accumulation du tartre sur la couronne de la dent, qui se déchausse, s'ébranle et tombe.

Nous consacrerons un chapitre spécial à l'étude de l'ébranlement et du déchaussement, le nombre des personnes qui en sont atteintes étant fort considérable.

Outre les lésions précédentes, les racines des dents peuvent quelquefois se recouvrir de tumeurs osseuses auxquelles on a donné le nom d'*exostose*. Quand elles ne font pas souffrir le malade, il n'y a rien à faire. Mais si l'exostose exerce une compression douloureuse sur son alvéole, la dent doit être enlevée ou la racine excisée, opérations qui dans cette circonstance sont difficiles et ne doivent être pratiquées que par un dentiste très-expérimenté.

Lésions de l'ivoire.

Cette lésion, qui constitue ce qu'on nomme la *carie*, est la plus commune de toutes les maladies des dents. L'étude de ses causes et de son traitement fera l'objet d'un chapitre spécial.

Lésions de l'émail.

Bien que l'émail soit un corps extrêmement dur, il peut être détruit sous l'influence d'un grand nombre de causes. Il y a des maladies où la salive devient assez acide pour l'attaquer; l'usage de dentifrices mal composés et de certains aliments l'altèrent également.

Lorsque l'émail s'altère, il perd son poli, blanchit ensuite et se détache facilement par parcelles. Les dents deviennent alors sensibles aux moindres variations de température; elles jaunissent, et le tartre s'y accumule avec la plus grande facilité.

Le traitement des lésions de l'émail est plutôt préventif que curatif; il consiste à éviter les causes qui agissent sur lui. Cependant un traitement hygiénique convenable, l'usage journalier de notre élixir dentifrice arrêteront les progrès de la maladie lorsqu'elle se sera déclarée.

La destruction générale de l'émail des dents est une affection fort rare et que nous n'avons trouvée décrite dans aucun auteur. Nous venons d'en observer et traiter avec succès un cas très-curieux qui intéressera certainement nos lecteurs.

Mme X..., 28 ans, blonde, tempérament lymphatique, a eu récemment une fièvre scarlatine qui a suivi la marche habituelle de cette affection ; mais, pendant la convalescence, la salive éprouva brusquement une modification telle, que pendant quelques jours, l'émail des dents se détachait par lamelles comme pourraient le faire les écailles d'un poisson. Sous l'influence d'un traitement énergique, ce phénomène singulier disparut rapidement, mais non cependant sans laisser de traces profondes, car une grande partie de l'émail des faces labiales de plusieurs dents avait complétement disparu.

Le traitement auquel nous pensons pouvoir attribuer la guérison d'une aussi étrange affection fut institué de la façon suivante :

1° *Traitement interne.* — Nourriture très-animalisée, viandes saignantes, potage gras, vin de Bordeaux pur à tous les repas, quinquina et ferrugineux.

Phosphate de chaux à la dose de 1 gramme par jour.

2° *Traitement externe.* — Nettoyage des dents avec une brosse imbibée d'une poudre dentifrice à réaction alcaline, suivi d'un gargarisme avec de l'eau tiède fortement alcoolisée.

Après cette opération nous badigeonnâmes la surface des dents avec un pinceau trempé dans la solution suivante :

Eau distillée.	3	grammes.
Nitrate d'argent fondu.	1	—

en ayant soin de préserver les lèvres du contact du liquide au moyen de petites compresses.

Cette opération eut un plein succès, et c'est évidemment à elle qu'est due la guérison des dents malades. L'émail de quelques dents que nous ne pûmes d'abord recouvrir de nitrate d'argent par suite des craintes de la malade, continua à s'exfolier jusqu'à ce que nous eûmes recours au traitement qui nous avait réussi.

Lorsque la malade fut guérie, ses dents présentaient une teinte parfaitement noire due au nitrate d'argent ; nous la fîmes disparaître en les frottant avec un petit bâtonnet imprégné de cyanure de potassium en poudre. Entre des mains inhabiles, ce moyen pourrait présenter de sérieux accidents, car le cyanure de potassium est un poison redoutable, et il vaudrait mieux avoir recours à l'hyposulfite de soude, qui est inoffensif. Mais ce dernier sel présente l'inconvénient d'agir beaucoup moins rapidement que le précédent, et notre malade était pressée de voir disparaître la teinte noire qui l'effrayait.

Cette observation est certainement aussi intéressante au point de vue physiologique qu'au point de vue clinique, car elle présente ce fait singulier d'un corps résistant à presque tous les réactifs chimiques, détruit fort rapidement sous l'influence de la salive.

Destruction des alvéoles.

Les bords des alvéoles peuvent être détruits peu à peu, résorbés et entraînés dans le torrent de la circulation. Cette destruction commence par leur partie inférieure, et elle s'étend rapidement jusqu'à leur paroi supérieure.

La présence du tartre au collet des dents est une des causes les plus fréquentes de destruction des alvéoles par suite de la compression qu'il exerce sur les vaisseaux nourriciers des organes.

En même temps que l'alvéole disparaît, la gencive, qu'il ne soutient plus, se détruit, la dent s'ébranle et finit par tomber.

Au lieu d'être résorbé, l'alvéole peut s'oblitérer par son fond : la dent se trouve alors expulsée au dehors.

La destruction du bord des alvéoles et leur oblitération sont fort communes dans la vieillesse. Ces phénomènes se produisent quelquefois aussi à la suite de l'avulsion des dents.

L'affection qui nous occupe peut être provoquée par plusieurs autres causes, et notamment par l'inflammation des gencives, le scorbut, etc. En combattant ces divers états pathologiques par les moyens que nous indiquerons plus loin, on détruit la cause du mal, et, par suite, on en arrête les effets.

Opérations qui peuvent se pratiquer sur les dents.

On voit par l'énumération rapide qui précède combien sont nombreuses les affections susceptibles d'atteindre les dents et à quel point elles réclament toutes les ressources d'un praticien instruit.

En France on croit généralement que l'art du dentiste consiste à faire plus ou moins souffrir, et que tout son ministère se borne à arracher plus ou moins adroitement une dent. En réalité l'extraction des dents est une des plus rares opérations que doive pratiquer un vrai dentiste, exactement comme l'amputation d'un membre est une des rares opérations pratiquées pour un chirurgien habile. En art et non en *métier* dentaire, de même qu'en chirurgie, l'habileté consiste à conserver et non à enlever.

Pour montrer, du reste, combien sont nombreuses les opérations que peut pratiquer un dentiste, nous allons en citer quelques-unes :

1. Examen de l'état de la bouche. (Pour être bien fait, cet examen peut durer plus d'une heure, ce qu'on comprendra facilement en se rappelant que les 32 dents présentent 160 faces qui, toutes, peuvent être atteintes de carie ou d'autres maladies.)
2. Nettoyage des dents et enlèvement du tartre.
3. Séparation des dents pour aurification (divers procédés).
4. Traitement et insensibilisation des dents cariées.
5. Application de caustiques.
6. Carie enlevée à la lime.
7. Extirpation de nerfs.
8. Excision de dents.
9. Extraction simple.
10. Extraction au protoxyde.
11. Extraction avec anesthésie locale.
12. Aurification de couronne.
13. Aurification de canaux dentaires.
14. Obturation avec diverses substances.
15. Isolement de nerf.
16. Redressement de dents au moyen d'appareils très-multiples.
17. Dentiers et pièces partielles avec mécanisme.
18. Dentiers et pièces partielles à succion.
19. Pose de dents à pivots sur racine préparée.
20. Obturateurs pour divisions palatines.
21. Pièces pour blessures d'armes à feu et autres, maxillaires, nez, etc.
22. Trépanation des dents, des alvéoles et du maxillaire.
23. Fixation de dents ébranlées par un choc.
24. Ligature de dents chancelantes, avec fils de platine et divers appareils.

25. Ouvertures d'abcès dentaires.
26. Traitement de fistules dentaires.
27. Traitement de kystes dentaires.
28. Traitement de l'épulis.
29. Traitement de la suppuration des gencives et des alvéoles.
30. Traitement de l'inflammation du périoste alvéolo-dentaire.
31. Traitement de l'ébranlement et du déchaussement des dents.
32. Excision de racines.
33. Traitement des abcès des sinus, maxillaires, etc., etc.

CHAPITRE X

De la carie et de ses causes.

La carie consiste dans une altération moléculaire de l'émail et de l'ivoire qui, après s'être modifiés profondément, finissent par se détruire.

Une constitution scrofuleuse ou lymphatique, l'usage des aliments sucrés et des boissons chaudes, l'abus des liqueurs alcooliques, le séjour dans les pays humides et marécageux, l'usage des eaux calcaires, l'acidité du mucus buccal, l'emploi de mauvais dentifrices, l'accumulation du tartre, et *surtout le défaut d'entretien des dents*, sont les causes les plus habituelles de la carie

On se demandait autrefois si la carie procédait de l'extérieur à l'intérieur ou de l'intérieur à l'extérieur? Les auteurs sont actuellement fixés sur cette question et il est bien admis maintenant que la carie marche du dehors au dedans.

Hunter a très-bien décrit la marche de cette affection dans un passage où il y aurait fort peu à changer pour le mettre au courant de la science moderne.

« Cette affection, dit-il, commence pres-« que toujours extérieurement, dans une « petite étendue du corps de la dent. Lors-« que l'émail est détruit, la partie osseuse de « la dent est mise à découvert, et quand la « maladie s'en est emparée, elle s'annonce « généralement par une tache brune foncée. « Quelquefois, cependant, il ne s'opère au-« cun changement de couleur, et alors la « maladie n'est visible que lorsqu'elle a pro-« duit une excavation considérable dans la « dent. La partie morte est ordinairement « ronde d'abord, ce qui n'a pas toujours « lieu, car sa forme dépend surtout de la « région de la dent où le mal commence. « On observe souvent cette maladie dans les « anfractuosités de la surface triturante des « dents molaires, et elle se présente sous la « forme d'une crevasse remplie d'une sub-

« stance très-noire. Dans les incisives, elle « commence ordinairement assez près du « collet de la dent, et l'excavation morbide « fait des progrès transversalement à la lon- « gueur de la dent, de manière à diviser « presque celle-ci en deux parties. »

Lorsque l'émail est en partie détruit, la carie marche rapidement. L'intérieur de la dent se trouve continuellement en contact avec les aliments et les liquides de la bouche, qui se décomposent dans l'intérieur de sa cavité, et ses parois s'altèrent de plus en plus. La dent devient ordinairement alors rès-sensible, les moindres variations de température et le contact des aliments sont la cause de violentes douleurs. La pulpe finit elle-même par s'enflammer et suppurer, et l'ivoire continuant à se détruire, il ne reste bientôt plus que la racine, qui le plus souvent cesse d'être douloureuse et constitue ce qu'on nomme vulgairement un *chicot*.

La marche de la carie n'est pas toujours telle que nous venons de le dire : l'altération, après avoir envahi une certaine portion de la couronne, s'arrête parfois d'elle-même et présente une surface brune très-dure et peu impressionnable. On nomme cette variété de carie, *carie sèche*, par opposition à la précédente, dite *carie molle* ou *humide*.

Il existe une forme de carie peu connue, que nous avons rencontrée quelquefois et à laquelle on pourrait donner le nom de *carie coupante*. Elle apparaît au collet des dents, qu'elle creuse en gouttière en formant une section aussi nette que si elle avait été faite à la lime et d'un poli parfait. Les auteurs qui se sont occupés de cette variété curieuse de carie l'attribuent à la dénudation du col, c'est-à-dire au déchaussement. Nous croyons difficile de se prononcer avec certitude sur ce point.

Nous avons quelquefois observé une sorte de carie produite par une destruction assez étendue de l'émail, à laquelle on pourrait donner le nom de *carie par érosion de la dent*.

Toutes les dents ne sont pas également sujettes à la carie. Les dernières grosses molaires sont celles qui sont le plus souvent atteintes, et les incisives de la mâchoire inférieure celles qui le sont le moins.

La carie attaque de préférence les dents pendant la jeunesse et l'âge adulte. Il est plus rare de voir les dents se carier après 50 ans.

La carie communique habituellement à l'haleine une odeur extrêmement fétide, surtout lorsque la cavité de la dent est mise à découvert. Cette odeur résulte de la décomposition putride des parties cariées.

On est généralement habitué à considérer la carie comme une maladie ayant peu de gravité. Abandonnée à elle-même, la carie amène presque infailliblement la perte des dents qui en sont affectées, et la perte d'une dent rend la prononciation moins facile, surtout quand ce sont les dents de devant qui sont perdues ; la mastication et par suite la digestion se font aussi plus difficilement. En outre les antagonistes des dents perdues, n'étant plus soutenues par ces dernières, sortent de leurs alvéoles et deviennent vacillantes. La perte d'une dent est toujours chose très-fâcheuse, car elle est presque fatalement suivie de la perte de plusieurs autres, et il faut s'efforcer de l'éviter par tous les moyens possibles.

Ces accidents ne sont pas les seuls qu'amène la carie, il n'est pas rare de la voir suivie de périostite alvéolo-dentaire, et de nécrose du maxillaire. Tout récemment, nous avons été obligé d'enlever, avec le Dr Rousseau, le maxillaire droit supérieur complétement nécrosé chez une jeune dame qui n'avait pas voulu se faire soigner une dent cariée sous le prétexte qu'elle était enceinte. Voilà malheureusement à quelles conséquences peuvent conduire certains préjugés.

Nous allons étudier maintenant les moyens à employer pour prévenir la carie et la combattre lorsqu'elle s'est déclarée.

CHAPITRE XI

Du traitement de la carie.

Le traitement de la carie comprend deux indications : 1° empêcher son développement ; 2° arrêter sa marche quand elle s'est déclarée.

1° *Traitement préservatif.*

Il consiste à écarter toutes les causes qui produisent la carie, dont la principale est, comme nous l'avons dit, le défaut d'entretien des dents. En les nettoyant suivant nos prescriptions, le matin et après chaque repas, on réussira presque toujours à les préserver de toute atteinte.

2° *Traitement curatif.*

De toutes les affections dentaires, la carie est la plus facile à guérir. Quand elle est traitée à temps, c'est-à-dire lorsque la denture et surtout la pulpe n'ont pas été mises à découvert, elle peut être enrayée de façon que les dents se conservent ensuite toute la vie. Malheureusement il est rare qu'on songe à recourir au dentiste au début même de la carie : on attend qu'elle ait fait des progrès, et alors son traitement devient délicat et difficile, et les chances de conservation de la dent bien moins nombreuses. Souvent un client auquel nous témoignons le regret que nous cause le retard qu'il a mis à faire soigner une dent cariée, nous répond, croyant se défendre du reproche fait à sa négligence: « Mais elle ne m'a jamais fait mal. » Cette réponse, qui nous a été faite bien souvent par des personnes intelligentes et instruites, nous a toujours étonné. Il nous semble en effet que le plus simple raisonnement suffirait pour montrer que c'est précisément pendant qu'une dent cariée n'est pas douloureuse qu'on peut agir sur elle et en pratiquer l'obturation. Si on attend, la cavité de la dent s'agrandit chaque jour, ses parois s'amincissent, et l'opération devenant plus difficile, le succès en est compromis. On n'attendrait pas les cruels avertissements de la douleur, si l'on savait que parmi les diverses espèces de caries, les unes douloureuses et les autres qui ne le sont pas, les dernières sont peut-être les plus envahissantes. On voit des caries de cette espèce faire pour ainsi dire le tour de l'une et de l'autre arcade dentaire et détruire tout ce qu'elles ont atteint, sans que le sujet ait souffert un seul instant. La carie est un mal qui souvent se propage de proche en proche, mais qui a moins de tendance à se reproduire quand, une première fois, on l'a complétement détruit sur place, à moins qu'il ne soit lié à un vice de constitution, tel que scrofule, scorbut, etc. Dans ce cas, on doit recourir à un traitement général, mais qui ne dispense nullement du traitement local.

Il nous arrive souvent d'être consulté par des personnes qui croient que nous pouvons facilement guérir des dents tellement gâtées qu'elles sont presque transformées en chicot : quelle résistance veut-on qu'offre à l'aurification une couronne aussi peu épaisse que la coquille d'un œuf? Sans doute on peut à la rigueur encore aurifier une pareille dent; mais outre que le succès est loin d'être certain, que de temps, de patience et d'habileté faut-il au dentiste pour arriver à un pareil résultat! Certains dentistes laissent croire au public qu'au moyen de pansements de leur invention, ils arrivent à calmer les douleurs de la carie et peuvent facilement, ensuite, plomber les dents malades; mais c'est là un leurre dont tout dentiste sérieux ne devrait jamais bercer les malades. Certes, une pareille méthode peut enrichir le dentiste qui la pratique; mais elle prouve de sa part, ou une grande ignorance, ou un charlatanisme plus grand encore.

Les dents ainsi pansées, puis plombées, sont des dents qu'on sera forcé de faire arracher dans un bref délai, et c'est en pure perte que le client a subi un traitement long, douloureux et surtout fort dispendieux. Lorsqu'on a laissé arriver une dent à un degré très-avancé de carie, la seule ressource est d'instituer un traitement rationnel et reposant sur de vrais principes comme cela se pratique en Amérique, c'est-à-dire débarrasser complétement les canaux dentaires de leur pulpe, travail long et très-difficile, puis les aurifier ensuite. Alors seulement le malade a de grandes chances de conserver sa dent, avec peu de chance d'accidents successifs.

Le traitement des différentes formes de carie peut être résumé de la façon suivante :

Lorsque la carie n'a envahi que les parties superficielles de la dent, le traitement est fort simple, il suffit d'enlever avec des instruments convenables les parties atteintes par la carie et de remplir le trou laissé par cette opération avec de l'or suffisamment tassé. Si cette opération est bien pratiquée, ce qui est extrêmement rare, car elle est fort difficile, la dent se conservera indéfiniment sans altération.

Si la carie a envahi la dent de façon à mettre le nerf à nu, l'opération devient très-compliquée et le salut de la dent est fort compromis. La seule chance de succès réside dans l'habileté de l'opérateur. Le nerf mis à nu devra, le plus souvent, être détruit, et avant de procéder à l'aurification, il faudra que les canaux dentaires soient nettoyés jusqu'à leurs plus délicates extrémités. L'or devra être introduit de façon à obturer exactement toutes ces parties, et on comprend combien cette manœuvre doit être difficile. Si l'opération et le traitement qui l'a précédée ont été parfaitement bien conduits, le malade a des chances nombreuses de conserver la dent atteinte.

Si, à la suite d'une carie déjà avancée, il s'est formé à l'extrémité des racines des sacs purulents ayant ou n'ayant pas déterminé de fluxion, les chances de guérison deviennent moindres que dans le cas précédent, et tout traitement se bornant à la cavité dentaire est fatalement suivi d'insuccès.

Si enfin, à la suite d'une carie très-avancée, il se forme une inflammation du périoste alvéolo-dentaire, des exostoses, etc., le cas est aussi compliqué que possible, surtout s'il s'agit de grosses molaires. Nous disons, s'il s'agit des grosses molaires, parce que, pour les autres dents, la direction des racines est facile à reconnaître et qu'on peut souvent, par la paroi alvéolaire, vider et dessécher les abcès qui se sont formés.

La plupart des dentistes ignorent absolument les soins compliqués qu'exigent les différentes sortes de carie. Plusieurs affirment hardiment que l'extraction est une opération à laquelle ils n'ont jamais recours et ils appliquent à toutes les dents un traitement uniforme consistant, soit en une cautérisation, soit dans l'application de substances calmantes le plus souvent inutiles. Quand le client est revenu subir cette opération un certain nombre de fois, si cependant il n'est rebuté par la longueur d'un traitement qui n'a souvent d'autre résultat que de remplir le salon du dentiste, et faire croire ainsi à une réputation imaginaire, l'opérateur applique un plombage, enfermant souvent ainsi le loup dans la bergerie, car les parties du nerf qui se trouvent enfermées dans la dent, ayant perdu leur vitalité, se décomposeront, et le pus formé ne pouvant s'échapper, il en résultera d'atroces douleurs ou une fluxion plus ou moins considérable. En résumé, le malade sera toujours obligé de se faire enlever sa dent. Ce système de *pansement* n'est propre en réalité qu'à enrichir les dentistes qui l'exploitent, et il ne peut séduire que par son apparente simplicité et l'absence de la douleur au début du traitement [1].

Ajoutons que c'est presque toujours la faute du client, lorsque la carie est arrivée à un degré tel qu'elle est au-dessus des ressources de l'art. Toute carie commence par un point, *visible seulement pour le dentiste,* et qui va en augmentant chaque jour jusqu'à ce qu'il soit visible pour le client ; alors il est presque toujours trop tard pour y remédier. Si on traitait l'affection à son début, la guérison serait la règle invariable ; cette vérité est si bien comprise aux États-Unis, que les personnes qui ont les meilleures dents se les font examiner au moins

(1) Ajoutons à ce qui précède que ces prétendus pansements avec quelques variantes sont indistinctement appliqués par ces dentistes à toute espèce de dents, même à celles qui pourraient être aurifiées immédiatement sans subir aucun traitement préalable. Les dents auxquelles il est nécessaire de faire subir un traitement préalable, autre que l'enlèvement de la partie cariée, avant l'aurification sont en très-petit nombre.

tous les six mois par leur dentiste, et s'évitent ainsi de longues et pénibles opérations.

L'obturation de la cavité des dents avec de l'or ou *aurification* est une des plus difficiles opérations de l'art dentaire, mais c'est la seule qui puisse limiter d'une façon absolue les progrès de la carie.

Dans une aurification parfaite, l'or introduit dans la dent doit faire corps avec elle, comme si l'on avait coulé dans sa cavité le métal en fusion. Non-seulement l'or comble exactement cette cavité, mais encore il reproduit la forme de l'organe et supporte ses parois sur lesquelles il se moule et se soutient bien plus qu'il n'est soutenu par elles. Une dent dont la couronne était presque réduite à son émail acquiert ainsi la solidité d'un lingot. Cette opération est si délicate et si utile que certains dentistes, en Amérique, en font l'objet tout spécial de leur pratique, et se sont ainsi acquis une grande réputation. Disons que c'est aux États-Unis seulement qu'on comprend l'importance de l'aurification et qu'on la paie ce qu'elle vaut [1]. Nous avons été les premiers à la décrire en France, où elle est encore rarement bien exécutée (Voir les premiers numéros de notre journal l'*Art dentaire,* année 1857.

La qualité de l'or qu'on emploie pour l'obturation est loin d'être indifférente. Le battage et les différentes opérations qu'on fait subir à ce métal ont une influence considérable sur sa malléabilité et sa dureté. L'art de le préparer pour l'aurification des dents est extrêmement difficile, et ce n'est guère qu'aux États-Unis qu'il a atteint toute sa perfection.

Tous les pays du monde font venir leur or en feuilles d'Amérique ; la seule maison d'Abbey, de Philadelphie, en fabrique annuellement pour plusieurs millions de francs.

Avant d'introduire l'or dans la cavité de la dent, il faut toujours enlever la partie malade et disposer la cavité de façon à em-

(1) Aussi voit-on en Amérique des praticiens faire de cette opération leur occupation exclusive et y acquérir une grande renommée, absolument comme on voit à Paris certains chirurgiens ne s'occuper que d'une opération déterminée, telle que la lithotritie, par exemple, et y acquérir par cela même une habileté supérieure.

pêcher la chute de la matière obturante ; on la remplit ensuite avec des feuilles d'or que l'on comprime au moyen de fouloirs et d'autres instruments.

La plupart des dentistes font encore usage de substances autres que l'or pour obturer ou, comme on dit vulgairement, plomber les dents. Nous allons dire quelques mots des différentes préparations auxquelles ils ont recours, afin de montrer combien elles sont inutiles ou nuisibles.

Plomb et étain. Ces métaux, qui servaient autrefois à obturer les dents, s'oxydent très-facilement et ne sont plus usités que par des dentistes tout à fait ignorants.

Mastic et gutta-percha. Ne peuvent être employés que pour une obturation temporaire, car ils sont promptement détruits sous l'action de la chaleur et la salive.

Ciment Sorel. C'est un oxychlorure de zinc. Il possède souvent le double inconvénient de tenir très-peu et de détruire très-rapidement les dents. Nous l'avons vu quelquefois néanmoins résister fort longtemps.

Amalgame ou ciment minéral. C'est un mélange de mercure, de cadmium et de cuivre ou de tout autre métal. De toutes les préparations employées pour obturer les dents, c'est la moins bonne, bien que ce soit encore la plus répandue ; sous son influence les dents noircissent rapidement et le mercure qu'elle contient peut produire des accidents d'intoxication sérieux. On ne peut s'expliquer la faveur dont jouit ce procédé d'obturation que par l'ignorance de ceux qui en font usage et la facilité avec laquelle il peut être appliqué par les mains les plus inexpérimentées.

Répétons, en terminant ce chapitre, que de tous les métaux employés pour l'obturation des dents, l'or seul donne de bons résultats quand il est appliqué par une main habile. C'est en effet *le seul métal* qui jouisse des propriétés les plus essentielles pour le but qu'il doit remplir : l'inaltérabilité et la malléabilité. S'il n'est pas plus répandu, c'est que la plupart des dentistes ne savent pas s'en servir.

CHAPITRE XII

Des névralgies faciales produites par la présence de dents cariées.

Nous avons déjà mentionné les désastreux effets qui peuvent résulter de la présence d'une dent cariée ; nous avons vu que des troubles de l'ouïe et de la vision pouvaient en être la conséquence. Parmi les conséquences les plus douloureuses et souvent les plus méconnues de la carie, il est nécessaire de mentionner spécialement les névralgies faciales.

Nous observons tous les jours des névralgies faciales liées à la présence dans la bouche de dents ou de racines cariées. L'avulsion fait cesser immédiatement les douleurs alors qu'elles ont résisté, souvent pendant des années, à tous les traitements ordinairement efficaces contre les névralgies. Le docteur Tripier, qui partage cette opinion, a presque toujours vu la médication électrique, si efficace contre les névralgies en général, échouer en présence des névralgies faciales, et il n'y a plus recours tant qu'il existe dans la bouche du sujet une dent ou une racine cariée. Il affirme même que celle-ci agit d'autant plus sûrement comme cause de névralgie qu'elle ne fait pas souffrir comme dent. Nous pensons qu'il va trop loin en demandant l'extraction de toute dent, même non douloureuse, que la carie a sérieusement compromise; mais nous estimons qu'en présence d'une névralgie faciale on ne saurait trop se préoccuper de l'état des dents et s'empresser de remédier à leurs lésions spontanées ou à celles qui ont pu y être déterminées par des traitements antérieurs mal conçus. Nous voyons journellement, en effet, dans notre pratique, des aurifications, faites à la suite d'un traitement palliatif mal entendu, garantir la dent contre les douleurs en renfermant derrière elles un germe de décomposition qui devient une cause énergique de névralgie. Comme nous l'avons déjà dit, la cause de la névralgie faciale réside le plus souvent dans la lésion d'une dent ou d'une racine.

CHAPITRE XIII

Du déchaussement et de l'ébranlement des dents.

Le déchaussement des dents, leur ébranlement et leur chute sont en général le résultat d'une inflammation des gencives ou du périoste alvéolo-dentaire.

La périostite dentaire chronique peut être produite par plusieurs causes, telles qu'une stomatite mercurielle, une intoxication par le plomb ou le phosphore, un état général, tel que le scorbut. Mais sa cause la plus fréquente est l'accumulation du tartre sur les parois des dents qu'il envahit quelquefois jusqu'au sommet de la racine.

Quant à l'inflammation de la gencive, elle peut être consécutive à la périostite, mais elle peut aussi être provoquée par d'autres causes. Elle se manifeste par un engorgement accompagné de rougeur et de tuméfaction. La gencive s'ulcère en même temps autour de la dent, à laquelle bientôt elle n'adhère plus, une suppuration s'établit et la pression fait sortir du pus sur tout le pourtour de l'alvéole. La dent, n'étant plus soutenue par la gencive, perd bientôt toute solidité, s'ébranle, devient chaque jour plus vacillante et finit par tomber.

Il n'arrive pas toujours que la gencive s'ulcère et se détruise autour de la dent ; sa racine n'est pas alors mise à découvert ; mais, comme le décollement existe, le résultat final est le même : c'est-à-dire l'ébranlement de l'organe et sa chute.

C'est généralement par une irritation légère des gencives que débute l'affection dont nous nous occupons ; les gencives sont irritées par la présence du tartre et on sent le besoin de passer un cure-dent entre les dents, comme si des parcelles alimentaires se trouvaient logées dans leurs interstices. Bientôt l'irritation se propage au périoste alvéolo-dentaire et la dent perd ses adhérences avec l'alvéole. Si l'on traite le mal au début, alors que la gencive est simplement engorgée, on obtient sûrement sa guérison. Si, au contraire, on le laisse s'aggraver, la gencive se ramollit et s'ulcère, la dent se décolle, se déchausse, s'ébranle et est lentement expulsée de son alvéole qui s'oblitère chaque jour de plus en plus.

Il est facile de comprendre à quel point la maladie arrivée à cette période est difficile à guérir.

Il existe une forme d'ébranlement ou mieux de décollement de dent dont la marche diffère de celle que nous venons d'indiquer. Nous voulons parler du décollement des dents résultant de l'envahissement des racines par le tartre, la dent alors perd ses adhérences avec l'alvéole et est expulsée lentement sans douleur. Le patient est ainsi tout étonné d'avoir perdu ses dents sans souffrance, mais le résultat n'en est pas moins fâcheux.

Le déchaussement et l'ébranlement des dents constituent une affection commune, surtout dans les grandes villes, et une des causes les plus fréquentes de la perte des dents. Les personnes dont les gencives sont ordinairement molles, irritées et saignantes, ne se figurent pas souvent qu'elles sont atteintes d'une affection qui peut devenir fort grave. Nous avons connu un grand nombre de personnes qui, en quelques mois, ont ainsi perdu toutes leurs dents.

Entre la simple inflammation des gencives et l'ébranlement suivi de la chute des dents, il y a une foule de degrés. Dans les cas les plus simples, la gencive est simplement tuméfiée et un peu irritée, l'haleine a une odeur très-désagréable. Cette variété d'inflammation est la plus commune ; elle reconnaît pour cause un régime trop substantiel, le défaut d'entretien de la bouche et certaines dispositions individuelles. Il est, du reste, facile de la guérir, au moyen de l'usage de nos préparations dentifrices spéciales. J'ai, parmi mes clients, un médecin qui, depuis plusieurs années, était atteint de cette désagréable infirmité. Il avait tout tenté, mais sans succès, pour s'en débarrasser. Son haleine était extrêmement fétide, et c'est surtout ce qui l'incommodait, car autrement il ne souffrait presque pas. Après un mois de traitement il fut parfaitement guéri.

La variété d'engorgement dont nous venons de parler est la plus commune et la moins dangereuse ; mais il est rare qu'elle reste stationnaire. L'inflammation augmente chaque jour et bientôt atteint un développement considérable. Parfois une seule gencive est malade ; mais le plus souvent toutes sont affectées, et l'inflammation se propage au périoste alvéolo-dentaire. La dent commence alors à s'ébranler.

En même temps que les gencives se tuméfient, elles se *décollent* des dents. Le décollement peut être très-profond avant qu'on s'en aperçoive. On reconnaît quelquefois l'affection dont on est atteint seulement quand la dent est complétement décollée et qu'elle n'a plus de solidité.

L'inflammation des gencives est très-fréquemment suivie de leur ulcération ; souvent aussi l'inflammation peut gagner l'alvéole, qui se détruit alors complétement, ainsi que nous l'avons vu précédemment.

Lorsque les dents commencent à être ébranlées, on peut avec une certaine habitude le reconnaître au toucher ; mais il arrive un moment où l'affection a fait de tels progrès qu'il est possible au malade de remuer les dents avec l'extrémité de la langue. Si l'on n'a pas eu soin d'arrêter le mal avant qu'il soit arrivé à cette période son traitement est très-difficile et quelquefois impossible.

Le déchaussement et l'ébranlement des dents sont toujours une affection grave. Elle a été très-étudiée par notre père, le docteur Préterre, et c'est surtout elle qu'il avait en vue quand il a entrepris les recherches pour la composition d'un élixir. Nous avons complété ses travaux en préparant une mixture astringente spéciale contre le déchaussement et l'ébranlement des dents. Grâce à elle nous pouvons arrêter le déchaussement et l'ébranlement reconnaissant pour cause un état maladif des gencives. Quand nos clients viennent nous consulter pour cette affection, nous leur prescrivons de se gargariser la bouche sept ou huit fois par jour avec de l'eau tiède additionnée d'un cinquième environ de notre mixture astringente, outre les soins journaliers avec la poudre et l'élixir. Si la gencive est déjà décollée nous leur faisons promener à sa surface et à plusieurs reprises un pinceau imbibé de mixture pure, ou étendue de moitié d'eau si la sensibilité de la muqueuse est trop vive. Quelques petites saignées locales avec la pointe d'une aiguille favorisent le traitement; et si la maladie n'est pas trop avancée, la guérison est promptement obtenue. Dans quelques cas, des applications de teinture d'iode, faites par une main expérimentée, suivant les conseils de Marchal de Calvi peuvent rendre des services.

Les cures que nous avons obtenues au moyen de la méthode qui vient d'être indiquée, sont extrêmement nombreuses; leur histoire remplirait un gros volume. Nous nous bornerons à citer les deux observations suivantes, qui résument en quelque sorte toutes les autres :

M. X..., avocat, âgé de trente-cinq ans, d'un tempérament lymphatique, a toujours joui d'une bonne santé. A la suite de fatigues prolongées, ses gencives devinrent molles, tuméfiées et douloureuses ; elles saignaient avec la plus grande facilité et son haleine était extrêmement fétide. Bientôt ses dents devinrent vacillantes, la mastication ne se faisant plus qu'imparfaitement les digestions se troublèrent et des douleurs d'estomac se firent sentir. Ce malade avait consulté plusieurs médecins et essayé un grand nombre de médicaments : cautérisations, gargarismes avec solution de permanganate de potasse, etc., etc., le tout sans succès. Un de ses amis, docteur en médecine, l'engagea à venir nous consulter, et il s'y décida. Je lui prescrivis le traitement indiqué plus haut, et je badigeonnai moi-même les parties des gencives qui étaient les plus malades avec un pinceau trempé dans notre mixture. Les jours suivants, je les badigeonnai alternativement avec la teinture d'iode et la mixture, tantôt affaiblie et tantôt pure. Je conseillai en même temps de l'exercice, un régime végétal et l'usage des ferrugineux. Après deux jours de traitement, l'odeur de l'haleine avait tout à fait disparu ; huit jours plus tard, les gencives n'étaient plus douloureuses, et, au bout d'un mois, le malade était complétement guéri. Il est reparti pour la province presque aussitôt après sa guérison; mais nous l'avons revu il y a quelques mois, et sa bouche est toujours dans un état très-satisfaisant, grâce aux précautions hygiéniques qu'il n'omet plus d'observer. Les maux d'estomac dont souffrait le malade, et qu'il ne savait à quelle cause attribuer, ont également disparu, ce qui démontre bien, une fois de plus encore, l'influence énorme que l'état des dents exerce sur la santé. Nous sommes bien convaincu et ne cesserons de répéter que *le plus grand nombre des affections de l'estomac résultent du mauvais état des dents* (1).

Une jeune dame d'une figure charmante, mariée depuis peu de temps à un de nos artistes les plus en renom, ressentit, après six mois de séjour à Paris, des douleurs

(1) Les maladies résultant d'une lésion de l'estomac sont elles-mêmes fort nombreuses. Tout récemment encore le docteur Destouche nous racontait l'histoire très-curieuse d'un malade devenu hypochondriaque et mélancolique sous l'influence d'un état pathologique de l'estomac causé par l'état de ses dents.

vagues dans les gencives, qui se tuméfièrent bientôt et devinrent saignantes. Pensant que cet état disparaîtrait comme il était venu, elle n'essaya pas de le combattre. Un de ses parents lui fit remarquer un jour que son haleine possédait une odeur désagréable. Cette observation la désola. Ne pouvant supposer que cette odeur provenait de ses gencives, elle se crut atteinte d'une maladie de l'estomac. Elle fit partager ses craintes à son médecin, qui la traita pour une gastralgie. Le ramollissement des gencives augmentait cependant chaque jour. Bientôt la mastication devint difficile, les digestions se firent imparfaitement, et la malade, qui maigrissait à vue d'œil, se confirma dans cette croyance qu'elle était atteinte d'une affection quelconque de l'estomac. Personne ne songeait à remonter à la cause de cette série de symptômes, lorsqu'elle vint chez moi pour accompagner une dame de ses amies qui désirait se faire aurifier une dent. Elle raconta son histoire en ma présence. En désespoir de cause elle allait partir pour je ne sais plus quelles eaux d'Allemagne. Je la priai de me laisser inspecter sa bouche, et quand j'eus reconnu l'état de ses gencives et de ses dents, je l'engageai à retarder son voyage de six semaines et à me laisser essayer de la guérir. Bien que doutant du succès, elle accepta. Je la traitai par les moyens indiqués plus haut, et un mois ne s'était pas écoulé qu'elle était complétement guérie. Je l'ai revue, il y a peu de temps, et la fraîcheur de son visage, son air radieux et son embonpoint, indiquaient suffisamment qu'elle jouissait de la santé la plus parfaite.

Nous avons dit plus haut que l'accumulation du tartre sur les dents était une des causes les plus fréquentes du déchaussement. L'indication du traitement est ici évidente. Il faut enlever le tartre qui entoure les dents et éviter ensuite de l'y laisser s'accumuler de nouveau, résultat auquel on arrivera facilement en faisant usage chaque matin de notre poudre dentifrice et de notre élixir.

Il est facile à un dentiste expérimenté d'enlever, au moyen d'instruments convenables, le tartre accumulé sur les dents, mais il ne faut jamais se servir d'acides pour obtenir ce résultat. « Tous les acides, les poudres qui rayent les dents et l'habitude de les racler au hasard ne peuvent, dit l'illustre chirurgien Hunter, que faire du mal aux dents; mais il en est autrement si on enlève le tartre en les raclant suivant les règles de l'art. Le tartre étant enlevé et la gencive saine, il faut tâcher de tenir les dents propres avec la brosse. »

MM. Littré et Robin ont donné, dans la nouvelle édition du *Dictionnaire de Nysten*, des indications très-complètes sur le tartre et les inconvénients qui peuvent résulter de sa présence.

Nous reproduisons leur article dans son entier.

« Le tartre dentaire, disent ces auteurs, est un enduit limoneux, blanchâtre ou jaunâtre, qui s'amasse au collet des dents, se durcit et forme à la base de la couronne une incrustation phosphoto-calcaire qui finit par en environner la surface si l'on n'a pas soin de l'enlever. Le tartre dentaire est formé, d'après Berzélius, de 70 de phosphate terreux, 22,5 de mucus, 1,10 de matière salivaire et 7,5 d'une matière animale soluble dans l'acide chlorhydrique. Quelques auteurs ont admis des glandes qui auraient la propriété de sécréter le tartre des dents. L'observation anatomique a montré qu'elles n'existent pas. Le tartre des dents, chez l'homme et chez le chien, est un dépôt anormal et accidentel des sels de la salive altérée, surtout quant à sa substance organique ou ptyaline, qui joue un rôle dans la dissolution de ces sels. Sa formation est le signe d'un trouble de la sécrétion salivaire dû le plus souvent à une perturbation des usages de l'estomac ou à une lésion de la muqueuse buccale. Le tartre détermine une congestion des gencives qui réagit défavorablement à son tour sur la sécrétion salivaire, *qui amène le déchaussement des dents, leur ébranlement, l'inflammation du périoste alvéolo-dentaire, et hâte la chute de ces organes. On doit le faire enlever lorsqu'il se forme, et en prévenir le dépôt en lavant les dents une ou plusieurs fois par jour.* »

Plusieurs auteurs considèrent le tartre comme produit par des animalcules se formant dans le mucus buccal [1]. Ils le comparent alors à une tige de corail. Nous avons vu que l'existence d'infusoires dans les liquides contenus dans la bouche pouvait être facilement constatée au microscope. Ces animalcules jouent un rôle actif dans la production des différentes affections de la bouche et des dents. Les liquides spiritueux et aromatiques les tuent facilement. De là l'utilité de se rincer journellement les dents avec un élixir à base d'alcool pour se débarrasser de ces hôtes dangereux. Celui que nous préparons est précieux pour cet objet.

Disons, pour résumer ce chapitre, qu'avec quelques soins de propreté journaliers on évitera les maladies qui entraînent à leur suite le déchaussement et l'ébranlement. Lorsqu'elles se seront déclarées, l'usage de nos préparations dentifrices et des soins hygiéniques, bien entendu, les feront promptement disparaître.

(1) Voir ce que nous avons dit à ce sujet dans un des précédents chapitres.

CHAPITRE XIV

Des maladies des gencives.

En traitant de l'ébranlement et du déchaussement, nous avons parlé de l'inflammation des gencives. Nous allons maintenant nous occuper des affections les plus communes dont elles peuvent être atteintes.

Fluxions des gencives.

Les fluxions sont des engorgements sanguins du tissu cellulaire des gencives; engorgements qui peuvent être provoqués par l'irritation de la pulpe dentaire du périoste alvéolo-dentaire ou le mauvais état des dents. Ils débutent généralement par une rougeur vive accompagnée de douleur. Bientôt se manifeste un gonflement qui souvent se termine par un abcès.

Il arrive fréquemment que la fluxion des gencives soit accompagnée d'une fluxion des joues et de phénomènes inflammatoires assez intenses. Généralement, au bout de huit jours, les accidents ont disparu, à moins que la tumeur ne doive se terminer par suppuration. Il se forme alors un abcès qui s'ouvre quelquefois à l'extérieur en défigurant pour la vie le malade.

Les fluxions des gencives se traitent par les antiphlogistiques, cataplasmes, sangsues, etc. Si un abcès se forme, on l'ouvre aussitôt qu'on y a constaté une fluctuation bien évidente.

Souvent les fluxions sont indolentes et ne sont accompagnées d'aucune douleur ni symptôme inflammatoire. Elles se terminent presque invariablement alors par la résolution et n'exigent d'autre traitement que la précaution d'envelopper la partie malade pour y entretenir une douce chaleur.

Scorbut.

Le scorbut est une affection générale et non locale, accompagnée le plus souvent d'une altération profonde des gencives. Elle atteint les marins se nourrissant habituellement de viandes salées et placés dans de mauvaises conditions hygiéniques ainsi que les individus habitant les lieux bas et humides et se nourrissant mal. Le traitement de cette affection, qu'on ne rencontre qu'accidentellement chez des individus vivant dans de bonnes conditions, consiste à combattre les causes qui l'ont déterminée et à faire enlever avec beaucoup de soin le tartre accumulé sur les dents, qui, dans cette maladie, a une tendance considérable à atteindre jusqu'à l'extrémité des racines surtout dans le sorbut de mer beaucoup plus grave en général que le scorbut de terre. Faisons remarquer en outre que l'état de mollesse, de rougeur, de tuméfaction et de fongosité des gencives est puissamment combattu par l'usage de notre élixir, à condition, bien entendu, que le malade soit soustrait en même temps à la cause qui a engendré la maladie.

Fongosité des gencives.

Elle a pour caractère la mollesse, la pâleur et le gonflement de ces organes, qui saignent au moindre attouchement. Il s'y forme bientôt, surtout entre l'interstice des dents, des végétations charnues dont la surface s'excorie très-facilement et peuvent amener des ulcérations dangereuses.

Cette affection reconnaît généralement pour cause le défaut d'entretien des dents. On y remédie facilement en les nettoyant avec soin et se lavant la bouche après chaque repas, suivant les indications que nous avons déjà données. Des applications de teinture d'iode ou de notre mixture, nous ont souvent réussi au début du traitement.

Épulides.

On donne le nom d'épulides à des tumeurs qui se forment sur les gencives dans certains cas mal déterminés. On ne peut se débarrasser de ces tumeurs que par l'excision et la cautérisation. Cette affection est, du reste, peu commune et par conséquent nous ne nous y arrêterons pas davantage. Nous ferons seulement observer qu'on la rencontre presque exclusivement sur les gencives des individus dont la bouche est mal soignée.

Aphthes.

On désigne sous le nom d'aphthes de petites ulcérations blanchâtres qui se développent sur la muqueuse de la bouche. Ils débutent par des vésicules transparentes qui laissent bientôt écouler un liquide clair, et sont remplacées par des ulcérations qui se cicatrisent sans laisser de traces. Cette affection est généralement légère, et le plus souvent il ne vient qu'un aphthe à la fois ; mais quelquefois il peut s'en présenter cinq ou six et même beaucoup plus. La bouche et le pharinx se trouvent alors envahis, et il en résulte ordinairement un peu de fièvre.

Généralement, les aphthes sont très-douloureux ; mais ils n'amènent pas d'accidents.

On calme la douleur résultant de la présence des aphthes en les touchant avec un pinceau imbibé de notre baume. Une cuisson un peu vive se manifeste d'abord et est bientôt remplacée par de l'insensibilité. A la suite de ce traitement, l'ulcération disparaît rapidement.

C'est surtout dans l'enfance et principalement chez les nouveau-nés que se montrent les aphthes. Ils sont communs dans les pays froids et humides. Les individus vivant dans de mauvaises conditions hygiéniques, et ayant par suite l'estomac en mauvais état, y sont sujets.

Chez les enfants, l'apparition des aphthes est souvent précédée de symptômes généraux, tels que malaise, fièvre, inappétence, nausées, diarrhées, etc. ; ordinairement ils se dissipent assez rapidement. Les aphthes sont souvent consécutifs à une maladie de l'estomac, et c'est elle qu'il importe alors de traiter.

CHAPITRE XV

Des fistules dentaires.

On peut, d'après le docteur Collin, diviser les fistules dentaires en trois classes. Dans la première, il faut ranger celles où une ouverture du canal laisse pénétrer dans la dent les agents extérieurs. Elles se produisent ordinairement chez les enfants de huit à quinze ans. L'examen attentif de la dent montre que les racines sont saines, mais que la couronne est carié : ce qu'il offre de plus remarquable, c'est l'ouverture d'un canal qui traverse la dent jusqu'à l'extrémité de sa racine et permet le passage des corps étrangers.

Dans la seconde classe de fistules dentaires il faut ranger les états fistuleux provenant de compression exercée sur le tronc nerveux de la dent de sagesse, qui a peine à sortir de son alvéole; ces fistules se déclarent chez les individus de seize à vingt-cinq ans.

Enfin, dans la troisième catégorie, il faut ranger les fistules résultant de l'inflammation du périoste alvéolo-dentaire produite par la carie. Il s'écoule par la pression un liquide purulent. Une poche purulente existe à l'extrémité de la racine des dents qui sont douloureuses, ce qui n'avait pas lieu dans les cas précédents. La racine présente souvent un commencement d'exostose.

Nous considérons la carie des dents comme une des causes les plus communes des fistules dentaires.

Lorsque, par suite de la destruction de la partie solide d'une dent, la pulpe dentaire est mise à nu, le nerf devient sensible et les vaisseaux se congestionnent.

La congestion sanguine, dont les vaisseaux qui pénètrent dans la dent sont le siége, est ou n'est pas douloureuse. Mais elle a le plus souvent pour résultat la formation d'un abcès. Cet abcès, qui siége habituellement au sommet de la racine, tend à expulser la dent. Si le pus qu'il contient ne parvient pas à glisser le long des parois de la racine entre l'alvéole et la dent, ou à travers les canaux dentaires s'ils communiquent avec l'extérieur, il se formera une fistule qui s'ouvrira en un point quelconque de la gencive ou de la joue.

Un fragment de racine, une dent mal plombée, une dent de lait cariée, une dent de lait qui, tout en étant en bon état, persiste au delà des limites ordinaires, pourront provoquer également la formation d'un abcès et d'une fistule. Une dent qui a perdu sa vitalité joue toujours, en effet, le rôle d'un corps étranger que tous les efforts de l'organisme tendent à expulser.

Il n'est presque pas de jour où nous ne soyons consulté par des personnes porteurs de fistules provoquées ou entretenues par une des causes que nous venons d'énumérer, et qui souvent sont méconnues.

Le traitement des fistules dentaires varie suivant les causes qui les produisent. Lorsque la cause du mal est supprimée, nous arrivons facilement à fermer le trajet fistuleux en y introduisant un fil d'argent dont l'extrémité est garnie d'un bourrelet de coton imbibé de notre baume dentaire.

CHAPITRE XVI

De la fétidité de l'haleine et des moyens d'y remédier.

Nous avons cru devoir consacrer un chapitre spécial à l'étude d'une infirmité extrêmement répandue et infiniment gênante pour les individus qui en sont porteurs et pour ceux qui vivent avec eux.

La fétidité de l'haleine n'est pas une maladie, mais un symptôme ; c'est la cause qui la produit qu'il importe de traiter : *sublata causa tollitur effectus*.

Il arrive quelquefois, quoique beaucoup plus rarement qu'on ne le pense généralement, que l'odeur de l'haleine provienne de l'estomac. Elle a dans ce cas quelque chose d'aigre qui permet d'en reconnaître facilement l'origine. 5 à 6 grammes de bicarbonate de soude pris après chaque repas constituent le remède à employer pour saturer les acides et les gaz qui se développent dans l'estomac. Ce moyen est celui qu'emploie habituellement un des professeurs de la faculté de Paris, le docteur Piorry, qui a ainsi obtenu des cures merveilleuses et guéri des affections de l'estomac qu'on avait prises pour des cancers.

La mauvaise odeur de la bouche reconnaît aussi pour cause l'usage habituel du cigare et de la pipe. Dans ce cas l'odeur n'est pas repoussante, mais seulement désagréable pour les personnes qui redoutent l'odeur du tabac. Il est du reste extrêmement facile d'enlever à l'haleine cette odeur en se gargarisant avec de l'eau additionnée de notre élixir aromatique. Par ce moyen très-simple, combiné avec l'usage de la poudre dentifrice, on évitera en même temps la coloration noirâtre des dents qui résulte de l'usage habituel du tabac.

De toutes les causes de la fétidité de l'haleine, la plus fréquente est le mauvais état des dents et le défaut de soin de la bouche. L'odeur exhalée est alors réellement insupportable. Les personnes qui n'ont pas l'habitude de se rincer la bouche après chaque repas sont exposées à ce grave inconvénient. Les débris d'aliments qui restent entre les dents se décomposent très-rapidement, car ils se trouvent dans la bouche sous l'influence de la chaleur et de l'humidité, conditions dans lesquelles la putréfaction se produit le plus facilement.

Cette cause de fétidité de l'haleine est très-facile à traiter. Il n'y a qu'à observer les soins de propreté que nous avons indiqués au chapitre sur l'hygiène de dents.

L'odeur de l'haleine provient souvent aussi de la présence d'une dent cariée. On la fera promptement disparaître en obturant la dent.

Le mauvais état des gencives est encore une cause de fétidité de l'haleine, quoique moins fréquente que la précédente. Lorsque les gencives sont décollées des dents, le pus qui s'écoule entre elles et les alvéoles est souvent très-fétide. Nous avons déjà donné les moyens de traiter les affections des gencives, et nous renvoyons le lecteur au chapitre que nous leur avons consacré.

Nous avons observé que les affections des organes respiratoires sont communes chez les personnes dont l'haleine est généralement fétide. L'air qui passe sur les matières en décomposition contenues dans la bouche s'y altère, et en arrivant aux poumons chargé de miasmes, il y porte le germe de bien des maladies.

Certaines personnes ont l'haleine tellement forte que les moyens habituellement usités pour la désinfecter ne suffisent pas toujours, nous avons alors recours à une des formules suivantes :

Eau.	1 litre.
Acide phénique.	1 gramme.

ou :

Eau.	1 litre.
Permanganate de potasse.	10 grammes.

Se gargariser plusieurs fois par jour la bouche avec une de ces deux solutions, et en avaler une cuillerée à café. L'acide phénique est plus actif que le permanganate de potasse, mais il a l'inconvénient de laisser dans la bouche une odeur de goudron que beaucoup de personnes trouvent désagréable.

Dans les formulaires, on associe souvent un sirop sucré au permanganate de potasse ;

par là, on le dépouille complétement de ses propriétés désinfectantes. Toutes les matières organiques en général et le sucre en particulier jouissent en effet de la propriété de réduire le permanganate de potasse en bioxyde de manganèse qui est absolument sans action.

CHAPITRE XVII

De l'extraction des dents.

L'extraction des dents est l'opération qui est le plus habituellement pratiquée par les dentistes, tandis que c'est celle qu'ils devraient au contraire exécuter le plus rarement.

Nous poserons en principe qu'il est bien peu de dents qu'un praticien intelligent ne puisse conserver. La perte d'une dent est toujours chose grave en raison des conséquences et il ne faut procéder à leur extraction qu'à la dernière extrémité.

La plupart des dentistes font encore usage pour l'extraction des dents de l'instrument appelé *clef de Garengeot*. Malgré les critiques des chirurgiens les plus instruits, cet appareil, le plus barbare des instruments connus, conserve une faveur qu'auraient dû lui faire perdre les accidents qui résultent journellement de son emploi, tels que dents et mâchoires cassées, alvéoles fracturés, gencives écrasées, etc.

Il suffit pour se rendre compte des inconvénients de la clef de Garengeot, de bien comprendre la disposition de cet instrument.

Il se compose d'un crochet mobile articulé transversalement par une vis à l'extrémité d'une tige d'acier longue de 12 à 15 centimètres environ. La même extrémité présente une sorte de renflement aplati sur ses deux faces latérales et que l'on nomme panneton. A l'autre extrémité de la tige est adapté un manche transversal que l'opérateur tient dans la paume de sa main.

Pour enlever une dent avec cet instrument, on place le panneton sur une des faces du bord gengival et l'extrémité du crochet sur le collet de la dent du côté opposé à celui sur lequel repose le panneton. En imprimant alors à la tige un mouvement de torsion tendant à rapprocher l'extrémité du crochet de la face du panneton qui appuie sur la gencive, la dent se trouve luxée et renversée.

Il est facile de comprendre, d'après ce qui précède, que, pour faire sortir la dent de son alvéole, il faut l'incliner vers le point d'appui et par conséquent lui faire surmonter la résistance de la paroi alvéolaire qui la maintient. Il faut donc que cette paroi cède sur une hauteur proportionnée à la longueur des racines et dans une longueur qu'on ne peut déterminer d'avance. Il en résulte nécessairement une fracture ou tout au moins une meurtrissure très-douloureuse de l'avéole, contrairement à ce qui a lieu avec le davier. Le professeur Malgaigne dit avec raison que la clef de Garengeot doit d'ordinaire briser l'alvéole et que l'habileté consiste à en briser le moins possible.

La fracture du bord alvéolaire des dents n'est pas généralement très-grave. Elle peut cependant occasionner quelquefois des inflammations qui se terminent par des abcès laissant des cicatrices disgracieuses; les racines voisines se trouvent en outre dénudées et les dents ébranlées. Il nous est arrivé fréquemment d'observer dans les hôpitaux des fractures du maxillaire dues à la clef de

Garengeot ayant déterminé de très-graves accidents et quelquefois la mort.

Ce n'est qu'au moyen de pinces à mors nommées *daviers,* importées d'Amérique, qu'on peut extraire les dents sans danger. Leur forme varie suivant celle des dents à extraire.

Pour faire usage du davier, on l'applique au niveau du collet de la dent et on lui imprime un mouvement de rotation autour de l'axe de celle-ci, qu'on extrait ensuite en tournant l'instrument à droite et à gauche, sans prendre de point d'appui sur la gencive.

Les racines des dents s'enlèvent également avec nos daviers. On trouvera dans notre journal *l'Art dentaire,* revue mensuelle de chirurgie et de prothèse dentaires, des articles très-détaillés sur les daviers américains. Nous croyons être le premier en France qui les ait fait connaître d'une façon aussi complète.

Répétons, pour terminer ce qui a trait à l'extraction des dents, que l'avulsion de ces organes est une opération extrême à laquelle il ne faut avoir recours que fort rarement :

sur 100 dents qu'on enlève, 95 pourraient certainement être conservées. Un dentiste qui connaît toutes les ressources de son art guérit les dents malades et ne les extrait pas.

Entre des mains inexpérimentées, plusieurs accidents peuvent suivre l'extraction des dents; parmi les plus fréquents, nous mentionnerons les douleurs persistantes et l'hémorrhagie prolongée.

Il n'est pas rare de voir après l'extraction d'une dent, dont le patient avait souffert, persister, la douleur que provoquait la présence de la dent.

Cet effet singulier étonne et effraie le malade et souvent aussi le dentiste qui a fait l'opération. Voici comment nous pensons pouvoir l'expliquer :

Les dents qui donnent de la douleur après les extractions sont des dents qui, généralement, étaient, depuis fort longtemps, gâtées ou avaient été plombées mal à propos. Il s'est alors produit, à l'extrémité de leurs racines, des abcès ayant déterminé l'inflammation des parties voisines, périoste alvéolo-dentaire et gencives.

Lorsqu'une dent saine ou gâtée depuis peu de temps, ou dont la carie, bien qu'ancienne, est peu profonde, est extraite, sa racine se sépare nettement et sans déchirure du périoste qui tapisse l'alvéole, et la douleur cesse après l'extraction. Si au contraire cette dent se trouve dans le cas que nous venons d'examiner, c'est-à-dire, si la carie dont elle est atteinte a déterminé l'inflammation du périoste alvéolo-dentaire, ce périoste enflammé se déchire facilement et la déchirure détermine une douleur qui persiste après l'extraction de la dent, diminue progressivement, mais ne se dissipe souvent qu'au bout de quelques heures. Ajoutons aussi que l'extraction d'une dent brise quelquefois un peu l'alvéole, dont une esquille peut rester emprisonnée dans la gencive et y déterminer de la douleur.

Quant aux hémorrhagies qui se prolongent longtemps après l'extraction, elles sont fort rares et on peut toujours les arrêter. Nous n'avons jamais, dans notre longue pratique, observé un seul cas où nous nous soyons trouvé dans l'impossibilité d'arrêter l'hémorrhagie produite par l'extraction d'une dent.

L'observation suivante que nous avons publié dans notre journal *l'Art dentaire*, prouve que dans les cas les plus difficiles il est toujours possible d'arrêter l'hémorrhagie produite par l'extraction d'une dent.

Hémorrhagie dentaire chez un vieillard âgé de quatre-vingt-trois ans. — Insuccès du perchlorure de fer. — Refus du malade de laisser employer le fer rouge. — Compression digitale pratiquée pendant dix heures. — Guérison.

Nous avons été appelé, il y a peu de temps, chez M. X..., vieillard octogénaire des environs de Poissy, pour être consulté sur l'opportunité de la pose d'un dentier. Toutes les alvéoles de la mâchoire supérieure étaient complétement résorbés, et une seule dent, une incisive, à peine adhérente à la gencive, existait encore. Nous pensâmes que la pose d'un dentier ne souffrirait aucun obstacle, et nous proposâmes l'extraction de la seule dent restante, ce qui fut accepté. L'extraction fut faite immédiatement, sans autre instrument que notre doigt indicateur, et elle ne produisit aucune douleur. L'opéré se mit quelques instants après à table et nous retint à dîner.

Au moment de nous séparer, M. X... s'aperçut que sa bouche se remplissait de sang. Nous envoyâmes de suite chercher du perchlorure de fer, que nous appliquâmes avec un peu de charpie sur la petite ouverture laissée par l'extraction de la dent. L'effet fut nul, et malgré tous nos efforts l'hémorrhagie continua. Nous proposâmes la cautérisation au fer rouge, que le malade repoussa énergiquement; il se refusa même de continuer l'emploi du perchlorure de fer, qui lui desséchait l'arrière-bouche et la gorge sans avantage.

Les moyens de compression habituels étant rendus impossibles par un tremblement continuel dont était atteint le malade, nous résolûmes d'avoir recours à la compression digitale, que nous pratiquâmes de façon à obturer complétement le trou laissé par la dent. Aidé par la fille du malade, nous pratiquâmes la compression toute la nuit. Vers sept heures du matin, toute crainte de récidive de l'hémorrhagie avait complétement disparu : la santé est depuis restée excellente, et nous avons posé au malade un dentier qui lui a rendu, suivant ses propres expressions, une seconde jeunesse.

CHAPITRE XVIII

De la suppression de la douleur pendant l'extraction des dents et les diverses opérations de chirurgie dentaire.

Jusqu'à ces dernières années, on ne connaissait en France d'autres moyens d'abolir la douleur pendant l'extraction des dents que l'anesthésie par le chloroforme ou l'éther, mais les cas de mort produits par ces deux substances entre les mains des plus habiles avaient jeté l'épouvante dans le public [1]. Un nouvel anesthésique était à rechercher. Nous l'avons trouvé dans le protoxyde d'azote que nous avons introduit en Europe, où il était absolument inconnu comme anesthésique avant nos travaux. Au moyen du protoxyde d'azote ou gaz hilarant,

(1) Les cas de mort par le chloroforme et l'éther sont tellement nombreux (1 sur 3,000) que chaque jour on propose de nouveaux moyens de ramener à la vie les sujets qui ne se réveillent pas après avoir été anesthésiés. Parmi les méthodes proposées, celle que nous pensons pouvoir mettre au premier rang est l'électricité telle que l'applique le Dr Abeille.

nous pratiquons sans douleur ni danger, toutes les opérations dentaires.

Le public médical et la presse tout entière ont accueilli de la façon la plus bienveillante nos travaux sur ce nouvel anesthésique. Nous avions à peine fait connaître nos expériences à l'Académie des sciences et à l'Académie de médecine, que la plupart des médecins et des chirurgiens des hôpitaux nous priaient de vouloir bien les répéter devant eux.

Partout elles ont admirablement réussi et il a été bien vite reconnu que le protoxyde d'azote est un merveilleux anesthésique, bien préférable, dans beaucoup de cas, à l'éther et au chloroforme. Supérieur à l'éther et au chloroforme, par la rapidité de son action, il leur est également supérieur par son innocuité absolue.

Nos expériences ont été répétées dans tous les hôpitaux de Paris, devant un public nombreux. Il serait trop long de relater toutes les opérations qui ont été faites, sur des individus placés sous l'influence du protoxyde d'azote. Afin cependant de montrer au public avec quel empressement ont été accueillies nos expériences, nous allons donner les noms de quelques-uns des chirurgiens qui les ont répétées et des hôpitaux où elles ont été faites.

Hôpitaux dans lesquels nous avons pratiqué des opérations avec le protoxyde d'azote.

HOPITAUX OU NOUS AVONS OPÉRÉ.	NOMS DES MÉDECINS devant lesquels nous avons opéré.	OPÉRATIONS PRATIQUÉES.
	MM.	
Charité. . . .	VELPEAU.	Ouverture d'un large abcès.
Hôtel-Dieu. . .	DOLBEAU.	Opération sur le sein.
Idem.	MAISONNEUVE. .	Ongle incarné.
Saint-Louis. .	VOILLEMIER. . .	Deux cautérisations profondes au fer rouge d'une tumeur cancéreuse et opération du phimosis.
Idem.	GUÉRIN.	Ouverture d'un panaris.
Saint-Antoine.	BROCA.	Ouverture d'abcès profonds situés à la face interne de la jambe. Ouverture d'un kyste synovial de la face dorsale du poignet.
Idem.	FOUCHER.	Incision de plusieurs tumeurs chez une jeune fille.
Beaujon. . .	RICHARD.	Opération sur les seins.
Midi.	SAINT-GERMAIN. .	Phimosis.
Lariboisière. .	VERNEUIL. . . .	Fistule à l'anus.
Cochin.	FOLLIN.	Phimosis.
Pitié.	RICHET.	Ouverture d'un panaris.
Idem.	GOSSELIN.	Ouverture d'abcès, etc.
Hôpital des cliniques. . . .	GIRAUD-TEULON.	Dilatation d'une fistule lacrymale.

Opérations pratiquées dans notre cabinet.

NOMS DES MÉDECINS devant lesquels NOUS AVONS OPÉRÉ.	OPÉRATIONS PRATIQUÉES.
Le professeur NÉLATON (de l'Institut).	Administré le protoxyde d'azote à une dame très-nerveuse.
Le professeur RICORD (prés. de l'Acad. imp. de méd.).	Plusieurs extractions.
Le professeur Jes CLOQUET (de l'Institut).	Extraction de deux grosses molaires ayant déterminé la formation d'abcès multiples à la face externe du menton, et extraction d'une grosse molaire chez un individu redoutant tellement la douleur qu'il était venu de Madrid pour se faire opérer.
Le professeur BOUCHUT.. .	Extractions dentaires.
MILNE EDWARDS (de l'Inst.)	Deux extractions.
PÉLIGOT (de l'Institut). . .	Extraction d'une canine.
SERRET (de l'Institut). . . .	Extraction.
Dr MAXIMIN LEGRAND. . . .	Administré le gaz à une personne très-nerveuse pour calmer ses crises. Le succès a été complet.
Dr MORPAIN.	Extirpation de nerfs dentaires et avulsion de dents.
Dr MALLEZ.	Excision de plusieurs dents, chez un individu n'ayant pu être chloroformé.
Dr DESMARES.	Extraction de six racines et de plusieurs molaires.
M. BERTRAND (de l'Institut).	Plusieurs extractions.
Dr CAMPBELL.	*Idem.*
Dr LHÉRITIER, méd. de l'Emp.	*Idem.*
M. Georges VILLE, prof. au Mus. d'hist. nat. de Paris.	Extractions de deux racines.
SAULCY (de l'Institut).. . .	Extractions.
PIORRY (Acad. de médecine).	Rupture d'ankylose.
GUÉNEAU DE MUSSY.	*Idem.*
Dr PÉAN.	Extractions.
Dr GUERSANT.	Trépanation dentaire.
Dr VERNOIS..	Extractions.
Dr MARION SIMS..	*Idem.*

L'énumération complète des opérations que nous avons pratiquées serait trop longue; nous nous bornerons à ajouter à notre tableau la liste alphabétique des médecins non précédemment cités devant lesquels nous avons opéré : Archambault, Anger, Aubergier, Ancona, Boutin, Baldon, Burke, Barral (chimiste), Braud, Bertholles, Blanchard, Béraud, Béni-Barde, Bourgeois, Blondeau, Beylard, Baudin, Billon, Cahours, Chateau, Crétin, Calvo, Carbonnel, Carnejie, Carnet, Chabory-Bertrand, Cartellier (de Québec), Cléret, Corlieu, Cramoisy, Couriard, de Saint-Pétersbourg; Cabanellas, Chapelle, d'Angoulême; Chapuis, Campardou, Cattin, Danet, Denizar, D'Espine, Degrob, David, Doyon, Ducos, Dagron, J. Desrioux, Delcominette, De Souza, Duchaussoy, Dubois, Debout fils, Dumoutier, Delore, Dumontpallier, Doré, ex-préparateur *à l'École polytechnique;* Dupierris père et fils, Dubois, Dumay (Emile), d'Echérac, Emond, Fumouse, Fleury, Ferdut, Fridel (chimiste), Fauvel, Fournié, Feréol, Franço, Grange, Galezoswki, Galezoswki neveu, Gros, Gaillardet, Grosvallet, Gallet, Gent, Hatton, Herschell, Huet, Halléguen, Issartier, Jadelot, Jourdannet, Labrevoit, Léguillou, Letellier, Leudüger, de S.-Brieux; Lachapelle (Ernest), Lebreton, Le Clerc, Le Roy de Méricourt, Lombard, Le Grifs, Lanoix, Lapra, Lamarre, Leconiat, Loiseau, Moutier, Moser, Mouyeot, Millard, Mayer, P. Max-Simon, Molen, Morpain, Migon, Moity, Noack, Nitard-Ricord, Neudin (de Condé), Nord, Pillon, Poggioli, Piétra-Santa, Prat, Possez (chimiste), Robillard, Renucci (à Blois), Rivals, Rochard, Ribes, Sales-Girons, Simon (Jules), Souhaut, Serveaux, Love Zayas (Havane), Tripier.

Nous pensons que nos lecteurs liront avec intérêt quelques détails sur les propriétés du protoxyde d'azote extraits de la dernière édition de la brochure que nous avons publiée sur ce gaz.

Le protoxyde d'azote, aussi nommé gaz hilarant, en raison de l'action particulière qu'il exerce sur l'homme, est un corps gazeux à la température et à la pression ordinaire. Il est incolore et inodore, d'une saveur légèrement sucrée. Sa densité est de 1,52, celle de l'air prise pour unité. A une température de 100° au-dessous de zéro, il se solidifie; sous une pression de 30 atmosphères à la température de zéro, il se liquéfie et possède alors une température inférieure à 90° au-dessous de 0. Dans cet état, il désorganise les tissus comme le ferait un fer rouge (1).

Le protoxyde d'azote présente de grandes analogies avec l'oxygène; c'est le seul gaz qui jouisse avec lui de la propriété de rallumer les corps en ignition : le soufre, le phosphore, plongés dans le protoxyde d'azote, y brûlent avec un vif éclat. Cette propriété du protoxyde d'azote d'entretenir la combustion ne tient, du reste, qu'à la forte proportion d'oxygène qu'il renferme et à la facilité avec laquelle il se décompose en présence des corps portés à une très-haute température.

Le protoxyde d'azote n'existe pas dans la

(1) Ce qui n'a pas empêché un brave dentiste de proposer de faire boire du protoxyde d'azote liquéfié aux individus que l'on veut endormir! Nous pensons qu'il serait beaucoup moins dangereux de leur administrer de l'huile bouillante. Certes il est permis d'être un parfait ignorant, mais au moins faut-il s'efforcer de le cacher.

nature; sa découverte a été faite en 1776 par Priestley. On le prépare en décomposant l'azotate d'ammoniaque par la chaleur. Sous l'influence d'une température élevée, les principes renfermés dans ce sel se décomposent et se convertissent en eau et protoxyde d'azote, ainsi que l'indique l'équation suivante :

$$AzH^3,HO,AzO^5 = 2AzO + 4HO.$$

L'opération se fait en introduisant de l'azotate d'ammoniaque dans une petite cornue qu'on chauffe modérément avec une lampe ; le gaz qui se dégage est recueilli sur l'eau ou le mercure. Il importe de ne pas chauffer trop fortement l'azotate d'ammoniaque, d'abord parce que le dégagement du gaz pourrait être trop rapide et produire une explosion, ensuite parce qu'il pourrait aussi se dégager une certaine quantité d'ammoniaque non décomposée ou de bioxyde d'azote résultant de la décomposition incomplète de l'acide azotique. Le gaz ainsi obtenu serait irrespirable.

Si, pour la préparation du protoxyde

d'azote on n'employait pas de l'azotate d'ammoniaque parfaitement pur, le gaz obtenu pourrait être mélangé d'une petite quantité de chlore provenant de la décomposition du chlorhydrate d'ammoniaque que l'azotate renferme souvent. Dans cet état, on ne pourrait pas le faire respirer sans inconvénients.

Pour obtenir dans un état de pureté absolue de grandes quantités de protoxyde d'azote, nous avons fait construire et installer dans notre laboratoire des appareils que nous avons successivement perfectionnés, et qui nous permettent d'obtenir à volonté de très-grandes quantités de gaz. En voici la description abrégée.

Dans un ballon chauffé au moyen d'une lampe à gaz (1), disposée de façon à permettre de mesurer avec précision l'intensité de la flamme, on place du nitrate d'ammo-

(1) Pour rendre parfaite la préparation du protoxyde, nous avons imaginé et fait breveter une lampe disposée de telle façon, que c'est le dégagement du gaz lui-même qui règle l'intensité de la flamme. On est sûr, par ce moyen, d'éviter de trop chauffer le ballon contenant le nitrate d'ammoniaque, et on est préservé de toute explosion. Ce perfectionnement, qui est de la plus haute importance, nous a demandé de très-longues recherches.

niaque *parfaitement pur* et on chauffe modérément, condition essentielle pour avoir de bon gaz. Le gaz qui se dégage traverse une série de flacons laveurs contenant des agents chimiques susceptibles de neutraliser les produits impurs qui pourraient se dégager avec lui (eau distillée, sulfate de fer, potasse, acide sulfurique, etc.).

Ainsi purifié, le gaz arrive dans un gazomètre à cloche en fer-blanc d'environ 400 litres de capacité [1]. Nous avons préféré le gazomètre à cloche à celui de Mistcherlich, généralement en usage dans les laboratoires, parce que toutes les fois qu'on a vidé le gaz que contient ce dernier, il faut le remplir d'eau, manœuvre très-fatigante quand on opère sur des volumes considérables. Avec le gazomètre à cloche, la même quantité d'eau sert indéfiniment. De plus, le protoxyde d'azote étant soluble dans l'eau, on en perdrait de grandes quantités à chaque opération si l'on ne se servait pas d'un liquide qui en soit saturé. A ce gazomètre,

(1) Voir la figure de notre appareil à la fin du livre.

nous en avons ajouté deux autres de 300 litres de capacité, que nous nommons gazomètres de *condensation,* dans lesquels nous laissons séjourner le gaz pendant longtemps avant d'en faire usage. Toutes les matières volatiles qu'il a pu entraîner s'y déposent.

L'appareil que nous venons de décrire est installé dans notre laboratoire. Au moyen de tubes en plomb ou en caoutchouc, nous faisons arriver le gaz dans les cabinets d'opérations. Le tube destiné à fournir le protoxyde d'azote à l'individu qui doit être soumis à son influence, prend près de lui comme un cordon de sonnette. Quand on veut le lui faire respirer on n'a qu'à appliquer contre sa bouche l'embouchure qui termine le tube. Cette embouchure dont nous faisons usage, et qui est de notre invention (brevetée s.g.d.g.), est construite de façon que le gaz expiré est rejeté en dehors au lieu d'être renvoyé dans l'appareil qui le fournit. En outre, elle permet de mélanger une certaine quantité d'air avec le protoxyde d'azote.

L'appareil dont nous venons de faire la

description est un appareil de cabinet; lorsqu'on veut transporter du gaz quelque part, on en remplit un sac terminé par un tube auquel est adaptée une embouchure semblable à celle décrite plus haut. Le remplir est chose extrêmement facile.

N'oublions pas de faire remarquer, qu'il faut être chimiste et très-bon chimiste pour réussir à préparer du protoxyde d'azote parfaitement pur, et très-bon opérateur pour opérer, car la rapidité est une condition indispensable de succès. Un individu inexpérimenté qui tenterait de fabriquer ce gaz, s'exposerait à de graves mécomptes.

L'anesthésie produite par le protoxyde d'azote est extrêmement rapide; après une à deux minutes au plus elle est obtenue. Elle dure en général une minute environ, temps parfaitement suffisant pour pratiquer une petite opération (ongle incarné, dents, abcès, etc.). En prolongeant les inspirations du gaz on obtient facilement la prolongation de l'anesthésie. En Amérique, les chirurgiens en sont arrivés maintenant à pratiquer toute sorte d'opérations chirurgicales avec le protoxyde d'azote. Ils ont reconnu, qu'avec des moyens spéciaux, un individu pouvait être placé sans inconvénient pendant plus de quarante minutes sous l'influence du protoxyde d'azote [1].

Nous ne voulons entrer ici dans aucune considération sur le mode d'action du protoxyde d'azote; nous dirons seulement qu'il nous semble que l'anesthésie qu'il produit est obtenue beaucoup trop vite pour qu'on puisse admettre qu'il agisse comme le chloroforme. Il nous paraît probable qu'il possède sur le système nerveux une action spéciale comparable à celle de la morphine et des autres narcotiques. C'est une question que les expériences que nous exécutons actuellement sur les animaux nous permettront bientôt de résoudre. Nous sommes convaincu que le protoxyde d'azote est un agent éminemment utile qui sera bien vite adopté en France pour les petites opérations chi-

(1) Voyez, à ce sujet, les articles que nous avons publié dans *l'Art dentaire*.

rurgicales principalement. On hésite souvent, et avec raison, à soumettre un malade à l'action de l'éther ou du chloroforme pour une petite opération telle que celle de l'ongle incarné, l'extraction d'une dent, l'ouverture d'un abcès, etc., car on sait que l'anesthésie produite par ces substances a souvent été suivie de mort. Le protoxyde d'azote ne présente au contraire, quand on l'emploie parfaitement pur, aucun danger. A l'époque où on a commencé à l'étudier, c'est-à-dire il y a plus de soixante ans, des milliers d'individus l'ont respiré sans inconvénient. Il ne s'est produit des accidents que lorsqu'on respirait du gaz impur. Nous avons respiré plusieurs centaines de fois le protoxyde d'azote sans en être nullement incommodé; il en a été de même chez toutes les personnes auxquelles nous l'avons administré.

A la suite d'une note présentée en notre nom à l'Académie des sciences par M. Cloquet, une discussion s'est élevée sur les propriétés du protoxyde d'azote. M. Chevreul a fait remarquer que les chimistes qui le respirèrent en France, il y 60 ans, en furent incommodés. Berzélius a donné, il y a déjà longtemps, l'explication de ce fait en disant que le gaz employé contenait du chlore et du bioxyde d'azote. Il est bien évident que dans cet état le protoxyde d'azote est parfaitement irrespirable. Toutes les personnes qui en feront usage dans ces conditions en éprouveront de fâcheux effets, ainsi que cela est arrivé récemment à un Allemand, M. Hermann. Ce n'est pas au protoxyde d'azote qu'il faut s'en prendre des insuccès obtenus, mais uniquement à la maladresse des opérateurs. Nous avons administré le gaz plusieurs milliers de fois sans observer le plus léger accident, et il en a été de même en Amérique.

On voit, par ce qui précède, que le protoxyde d'azote présente sur les autres anesthésiques une supériorité incontestable et nous n'en connaissons aucun qui puisse lui être comparé. Il est infiniment supérieur aux anesthésiques généraux tels que l'éther et le chloroforme et aux anesthésiques locaux (1)

(1) Les anesthésiques locaux sont ceux qui n'agissent que sur la partie à insensibiliser sans produire le sommeil.

tels que l'électricité et la réfrigération avec l'appareil de Richardson. Nous n'employons ces derniers procédés, efficaces, mais peu commodes que pour satisfaire les exigences de ceux de nos clients qui sont assez pusillanimes pour craindre d'être endormis. Dans tous les cas, toutes nos opérations sont actuellement pratiquées sans douleur pour le patient.

CHAPITRE XIX

Des dents et pièces artificielles.

Dans le premier chapitre de cet ouvrage nous avons parlé de l'importance des dents et des effets de leur absence sur les maladies de l'estomac. La perte de plusieurs dents ayant une influence considérable sur la santé, il est absolument nécessaire de faire remplacer les dents naturelles perdues par des dents artificielles. C'est le seul moyen de remédier aux maux de l'estomac et aux névralgies résultant de la perte des dents. Cette opération s'exécutait d'une façon bien imparfaite, il y a quelques années à peine; mais les progrès de la chirurgie dentaire ont été si rapides qu'il est possible maintenant de remplacer les dents absentes par des dents qui auront exactement le même aspect et serviront aux mêmes usages.

On croit généralement que les applications de la prothèse dentaire sont récentes. Les recherches que nous avons faites pour éclaircir cet intéressant sujet nous ont conduit à reconnaître que, chez les anciens Romains, l'art

De réparer des ans l'irréparable outrage,

était parfaitement connu.

Plusieurs épigrammes de Martial font allusion aux dents artificielles :

Dentibus atque comis, nec te pudet, uteris emptis,
Quid facies oculo Lælia? Non emitur.

« Tu porte les cheveux et les dents que tu as achetés Lélia. Mais comment faire pour ton œil? on en vend pas. »

Dans un autre épigramme, le même poëte s'exprime ainsi :

Thaïs habet nigros, niveos Lecania dentes;
Quæ ratio est? Emptos hæc habet, illa suos.

« Thaïs a les dents noires, Lecania a les dents blanches. Pourquoi? C'est que la première a ses dents naturelles, tandis que l'autre a celles qu'elle a achetées. »

De quelle matière étaient formées ces rateliers artificiels? Martial encore va nous le dire :

Sic dentata sibi videtur Ægle
Emptis ossibus Indicoque cornu.

« Églé se figure qu'elle a des dents, parce qu'elle porte un râtelier d'os ou d'ivoire. »

A l'époque où écrivait Martial, c'est-à-dire pendant le premier siècle de l'ère chrétienne, la prothèse devait être arrivée à un haut degré de perfection, car elle était en usage depuis plusieurs siècles. Dans la loi des Douze Tables, qui remonte à l'année 450 avant Jésus-Christ, il est dit qu'il est défendu d'ensevelir les morts avec de l'or. On ne faisait exception que pour l'or qui pouvait se trouver dans la bouche pour lier les dents.

Jusqu'au siècle dernier, l'art du dentiste reste dans l'enfance, on le voit renaître pendant quelques années à l'époque où existaient les « experts dentistes, » puis disparaître de nouveau. Ce n'est qu'au commencement de ce siècle que les Américains érigèrent cet art à l'état de science.

Ajoutons à ce qui précède que nous possédons, depuis plus de vingt-cinq ans, un dentier fait chez les sauvages peaux-rouges de l'Amérique. Cette pièce curieuse figurait dans notre collection de l'Exposition universelle de 1867. A quel âge reculé remonte sa fabrication? C'est ce que nous ne saurions dire.

Bien que d'ignorants charlatans imposent chaque jour aux dents artificielles les noms les plus variés, toutes les espèces connues se réduisent à trois au point de vue de la composition. Ce sont les dents humaines, les dents d'hippopotame, dites *osanores*, et les dents minérales.

Dents humaines.

Ces dents, dont il se fait un commerce considérable, et qu'on se procure généralement dans les hôpitaux et les ambulances des armées, seraient évidemment celles qu'il faudrait préférer si elles ne présentaient pas le grave inconvénient de s'altérer souvent rapidement et d'être, par cela même, moins bien acceptées que les dents minérales. Leur durée dépasse rarement cinq à six ans.

Dents d'hippopotame.

Les dents d'hippopotame, baptisées du nom pompeux d'*osanores* par des industriels fantaisistes, sont les plus détestables dents artificielles dont on puisse faire usage. Elles jaunissent très-rapidement, communiquent à l'haleine une odeur infecte, et sont complétement détruites en peu de mois.

Dents minérales.

Ces dents ont été perfectionnées et rendues pratiques par les dentistes américains; elles sont supérieures à tout ce qui a été fait jusqu'à ce jour. Ce sont les seules qui soient complétement inaltérables. En outre, comme il est facile de leur donner la teinte qu'on veut, on peut les rendre tout à fait semblables aux dents restantes.

Les substances les plus diverses ont été proposées pour servir de base aux râteliers.

Nous nous sommes arrêté, ainsi que nous le dirons plus loin, à la vulcanite. Mais parmi les substances nouvelles, proposées récemment, il en est deux que nous croyons devoir mentionner, nous voulons parler du collodion et de l'aluminium.

Tout le monde connaît le collodion, ce liquide aqueux, qu'on obtient en dissolvant du coton-poudre dans l'éther, et dont les chirurgiens et les photographes font journellement usage. On ne soupçonnait guère qu'avec ce liquide il serait possible de fabriquer une substance ayant l'aspect et la dureté de l'ivoire. C'est cependant ce que vient de faire un Anglais. Avec le collodion, il fabrique une substance qu'il a nommée Parcksite, destinée à remplacer l'os et l'ivoire dans leurs innombrables applications; manches de couteau et d'instruments de chirurgie, boutons, peignes, etc., avec cette supériorité sur l'os et l'ivoire, que cette nouvelle substance se moule aussi facilement que la cire.

Le procédé suivi par l'inventeur est fort simple; il réduit le collodion par l'évaporation, en minces feuilles, qu'il fait ensuite dissoudre dans de l'éther, de façon à obtenir une masse pâteuse. Cette masse, introduite dans des moules et soumise à une pression et à une chaleur suffisantes, se durcit bientôt et acquiert l'aspect et la dureté de l'os et de l'ivoire, ainsi que nous avons pu le constater en examinant les échantillons que nous avons reçus d'Angleterre.

Notre frère, le docteur A^de^ Préterre, de New-York, a pensé que ce produit nouveau pourrait être employé à la confection de dentiers; et, le 22 octobre dernier, il a présenté à l'association polytechnique de l'institut de New-York un dentier fait avec du collodion, dentier qui, examiné avec soin par les médecins et dentistes présents, a été reconnu posséder toutes les conditions requises de solidité. Plusieurs assistants ont fait remarquer que cette substance serait préférable à celle employée actuellement à la confection des dentiers, qui occasionne quelquefois de la salivation mercurielle, à cause du bisulfure de mercure qui entre dans sa composition. Les journaux scientifiques américains, notamment l'*Americain Journal of mining*, l'*Americain Artisan*, etc., entretiennent leurs lecteurs de cette application du collodion.

Prochainement nous présenterons à l'Institut un râtelier fait avec cette substance.

Quant à l'aluminium, la légèreté qu'il possède en fait un métal précieux pour une foule d'usages. Quelques dentistes ont songé à l'appliquer à la fabrication des dentiers, et, tout récemment encore, de nouveaux essais ont été tentés en Amérique dans cette voie. Nous croyons que jamais l'aluminium ne pourra être utilisé pour la fabrication des pièces artificielles destinées à séjourner dans la bouche, et nous basons notre croyance sur l'altérabilité bien connue de ce métal sous l'influence d'un grand nombre d'agents chimiques.

Les expériences que nous avons faites récemment à ce sujet avec notre ami M. W. Rutterford, de Londres, ne laisseront, sans doute aucun doute dans l'esprit de nos lecteurs.

Nos essais ont porté sur les substances

avec lesquelles un dentier d'aluminium pourrait se trouver le plus fréquemment en contact, c'est-à-dire l'eau, le sel marin et le vinaigre. Des lames d'aluminium ont été introduites dans des flacons contenant :

Flacon n° 1. Eau, 100; vinaigre, 100; sel, 100.
Flacon n° 2. Eau, 1000; vinaigre, 1.
Flacon n° 3. Eau, 1000; sel marin, 1.
Flacon n° 4. Eau ordinaire.

Les lames placées dans le flacon n° 1 furent attaquées et rongées très-rapidement. Celles du flacon n° 2 furent rongées moins vite. Celles des flacons n°s 3 et 4 ne présentèrent d'abord aucune trace sensible d'altération, mais au bout de quelques semaines, la surface du métal était légèrement corrodée.

Ces expériences démontrent l'impossibilité d'employer l'aluminium à la fabrication des pièces artificielles.

On employait autrefois, pour faire tenir les dents et râteliers artificiels, des fils, des crochets ou des ressorts. Ces procédés, qui provoquaient une foule d'inconvénients, tels que l'ulcération des gencives, la chute des dents lorsqu'elles servaient de points d'appui, et l'excoriation de la muqueuse des joues ne sont plus employés que par des dentistes tout à fait ignorants. Ils ont été remplacés par un nouveau système qui permet aux dents et râteliers d'adhérer aux gencives sans crochets, ressorts ni ligatures, mais simplement par la pression atmosphérique résultant du vide qu'on produit en aspirant fortement l'air renfermé entre les gencives et l'appareil. C'est nous qui avons importé ce système en France, et l'on nous excusera d'entrer ici dans quelques détails sur une innovation dont il suffit, pour en montrer l'importance, de rappeler qu'elle nous a valu de nombreuses récompenses, telles que l'unique médaille accordée à ce genre d'appareil à l'exposition universelle de Paris en 1855, la grande médaille à l'exposition de Londres en 1862, la seule qui ait été décernée sur cent quatre-vingt-un concurrents; depuis, nos travaux ont encore reçu la médaille d'or à l'exposition de 1867, la seule qui ait été décernée aux dentistes, et un grand prix de la faculté de médecine de Paris. Voici, du reste, un extrait du catalogue des objets exposés dans la section des États-Unis d'Amérique.

« Les échantillons de dents aurifiées et de pièces artificielles, que M. Préterre a soumis à l'appréciation du public et du jury de l'exposition, constituent, à n'en pas douter, le plus haut degré de perfection qui ait encore été atteint dans ces deux branches de l'art du dentiste.....

« ..... Cet heureux perfectionnement a amené la suppression complète des pièces en hippopotame ou en dents humaines dont les nombreux inconvénients sont aujourd'hui bien connus, et que les dentistes américains ont depuis longtemps bannies de leur pratique, ainsi que les ressorts si gênants et les pièces à crochets fixes qui ébranlent et détruisent peu à peu les dents sur lesquelles elles s'appuient, et dont le déplacement est toujours difficile, sinon impossible. On comprend aisément que la fixité d'une piéce ne permettant pas de la nettoyer, les parcelles alimentaires s'y accumulent, s'y corrompent, causent l'inflammation des gencives et donnent une odeur désagréable.

« Par une nouvelle méthode qui repose sur une loi physique, M. Préterre obtient une adhérence complète qui permet la suppression de toute espèce de mécanisme ou de ressorts; dès lors, l'application des pièces a lieu sans aucune souffrance; aucun dérangement n'est à craindre dans leur usage, et le déplacement s'en fait à volonté.

« Un autre avantage de son système est la facilité avec laquelle, lorsqu'un accident survient à un dentier, il peut remplacer une ou plusieurs dents, en soumettant de nouveau la pièce au feu, ce qu'on ne peut faire avec les autres méthodes de dentiers en pâte minérale ordinaire, dont la réparation est presque toujours impossible.

« En résumé, avec ce nouveau procédé :

« Solidité plus grande, suppression de tout mécanisme.

« Ressemblance toujours parfaite des dents et des gencives.

« Inaltérabilité de la substance composant les pièces.

« Réparation facile.

« Prix égal à celui des systèmes le plus en vogue. »

En 1859, nous avons encore amélioré ces procédés, en introduisant en France un perfectionnement de la plus haute importance. Aux plaques d'or, de platine ou d'argent, naguère employées, nous avons substitué une matière aussi inaltérable, mais souple et élastique, sans éclat métallique, mais susceptible d'un extrême poli et d'une couleur qui s'harmonise, au gré de l'opérateur avec les nuances plus ou moins rosées des gencives. Cette substance, à laquelle on a donné le nom de *vulcanite*, est composée de séve de *balata* (1), additionnée de matières colorantes. Avec elle les empreintes et les contre-empreintes sont d'une fidélité bien plus parfaite que par les anciens procédés, et l'ajustement des pièces se fait plus correc-

(1) *Sapota Mülleri* (*sapotacées*).

tement. On reprochait aux plaques métalliques leur extrême conductibilité, qui transmet au collet des dents et à la muqueuse les températures variées des matières alimentaires : rien n'est moins conducteur du calorique que la matière nouvellement employée.

Pour bien comprendre le principe sur lequel repose notre système de dents artificielles, il suffit de se rappeler une expérience qu'on répète dans tous les cours de physique et qui est connue sous le nom d'expérience des hémisphères de Magdebourg. Ces hémisphères sont composés, comme on sait, de deux calottes sphériques s'emboîtant parfaitement et qu'on peut séparer avec la plus grande facilité avant qu'on y ait fait le vide. Mais aussitôt qu'on a retiré avec une machine pneumatique l'air qu'elles renfermaient, il devient à peu près impossible de les séparer. Il en est de même de nos appareils quand, après les avoir appliqués sur les gencives, on aspire fortement l'air contenu entre elles et eux : ils adhèrent avec presque autant de force que les dents naturelles. C'est à cette petite opération, nécessaire pour les faire tenir, que nos dentiers doivent le nom de dentiers à succion ou à pression atmosphérique.

Les ventouses appliquées contre des glaces pour supporter des objets, ou encore l'expérience d'un pavé qu'on peut enlever avec un simple morceau de cuir et une ficelle, donneront une idée suffisante du principe de nos appareils aux personnes qui ne connaissent pas l'expérience des hémisphères de Magdebourg.

On a cru pendant longtemps que le système qui précède ne pouvait être employé que lorsqu'il s'agissait d'un dentier complet, parce qu'on pensait qu'une pièce ne portant qu'un petit nombre de dents ou une seule, n'offrirait pas à la pression atmosphérique une surface assez large. L'expérience a démontré que cette opinion était erronée, et on a reconnu qu'il était aussi facile de poser une seule dent artificielle qu'un râtelier très-complet. Toutefois, quand il s'agit d'une seule dent ou d'un très-petit nombre de dents, nous préférons, quand la chose est possible, poser des dents à pivot.

Parmi les divers systèmes de dents artificielles, les dents dites à pivot, c'est-à-dire surmontées d'un pivot qu'on implante dans une racine, sont certainement celles qui, en prothèse, imitent le mieux la nature. Lorsque l'opération a été bien réussie, plus d'un dentiste, en nettoyant la bouche, ne reconnaîtra pas la présence d'une dent artificielle à pivot, tant l'imitation est parfaite. Pour obtenir d'aussi beaux résultats, voici les conditions qu'il est nécessaire de rencontrer :

Des racines saines, c'est-à-dire encore vierges de carie ou n'en présentant que des traces, et où le canal dentaire est de dimensions suffisantes pour recevoir un pivot cylindrique et non conique, comme l'appliquent la plupart des praticiens. On peut donner comme règle que les dents à pivot ne doivent s'appliquer qu'aux dents de devant; souvent elles ne réussissent pas pour les petites molaires, parce que la forme de leurs racines est toujours irrégulière.

Nous n'appliquons de dents à pivot qu'avec la plus grande réserve sur les racines ayant produit des abcès, et, dans ce cas, nous instituons un traitement tendant à faire disparaître ces abcès et obtenir ainsi une racine relativement saine. Nous avons soin, dans ce cas, de prévenir notre client de ne pas être effrayé si une fluxion se produit.

Quand nous voyons un trop grand nombre de dents absentes, nous hésitons encore à poser des dents à pivot, qui auront, en l'absence de molaires, à supporter tout leur travail et seront bientôt ébranlées. Nous préférons, dans ce cas, recourir à une pièce artificielle ; mais quand la dent à pivot peut être appliquée avec chance de succès, nous n'hésitons pas à employer ce moyen, qui affranchit le patient de tout appareil.

La durée des dents à pivot est presque illimitée. Récemment nous avons rencontré une personne porteur d'une dent à pivot que nous lui posâmes à New-York, alors que nous étions élève en chirurgie, il y a 35 ans, et, ce qu'il y a de plus extraordinaire, cette dent était une dent naturelle. Il est vrai que les conditions étaient excellentes, que la racine sur laquelle nous avions greffé notre dent était une racine de dent cassée et que, grâce à des soins journaliers, notre client n'avait pas perdu une seule dent. Nous soignons actuellement une dame pour un cas analogue.

Les dentiers à succion ne produisent tous les effets qu'on est en droit d'en attendre que lorsqu'ils ont été construits avec beaucoup de soins, car l'adhésion de la base du dentier aux gencives résulte de l'exactitude de son adaptation. Pour que l'adhérence soit complète, il faut que cette adaptation soit parfaite, ce qui constitue une grande difficulté. Si la plaque a été mal moulée ou si elle s'est déformée pendant que l'on y soudait les dents, elle ne se maintiendra pas en place quand elle sera placée sur la mâchoire. C'est donc avec raison que le professeur Harris dit : « Quand on n'apporte pas à la fabrication de ces dentiers des précautions judicieuses et une habileté spéciale, on peut s'attendre à les voir échouer complétement, ou au moins à adapter des pièces dont l'usage ne sera ni satisfaisant ni avantageux.

Beaucoup de praticiens qui ont essayé de placer des dents artificielles suivant cette méthode ont échoué et l'ont condamnée, tandis que l'insuccès ne devait être attribué qu'à quelque faute commise dans l'adaptation de la plaque aux gencives. Un grand nombre d'insuccès sont dus à ce qu'on place la pièce trop tôt. En effet, quoique la plaque sur laquelle sont fixées les dents s'adapte bien à la forme des gencives au moment où on l'applique, elle cessera bientôt de s'appliquer exactement, si on la pose avant le temps nécessaire pour que les changements qu'éprouve le bord alvéolaire après l'avulsion des dents naturelles soient complétement achevés. Lorsque les choses se passent ainsi, l'air s'introduit entre la plaque et les gencives, et par conséquent l'appareil ne tient plus. Si, au contraire, on laisse un temps suffisant à l'accomplissement de ces changements, l'appareil tiendra bien et pour longtemps. »

On voit, par ce qui précède, quels soins exigent les pièces artificielles. Comme le public ne peut apprécier au simple aspect la différence existant entre une pièce artificielle bien faite et une pièce mal faite, ou entre une opération bien ou mal dirigée, il va d'abord au meilleur marché sans soupçonner les conséquences dangereuses qui peuvent en résulter pour lui. Une opération mal faite entraîne la perte de la dent ou des dents opérées, et si peu qu'on l'ait payée on l'a toujours payée trop cher. Une pièce mal réussie entretient une gêne continuelle dans la prononciation et la mastication ou compromet la solidité des dents restantes. Le client qui a cru faire une économie reconnaît trop tard qu'il s'est trompé, et souvent il met sur l'imperfection de l'art dentaire ce qui n'est que le résultat de l'ignorance du praticien auquel il s'est adressé. C'est bien à tort qu'on apporte la plus grande légèreté dans le choix d'un dentiste et qu'on se laisse le plus souvent guider uniquement par une question d'économie : jamais on ne devrait oublier que les économies que l'on fait sur sa santé sont toujours de mauvaises économies.

Une pièce se fixant sur les dents restantes,

doit tenir assez solidement quand elle vient d'être posée. Le contraire est la règle pour les pièces à succion. Elles doivent tenir très-peu quand elles viennent d'être posées, l'adhérence s'augmentant à mesure qu'elles sont portées, surtout dans les premiers temps.

Quelque bien exécutée que soit une pièce artificielle, il arrive quelquefois qu'on est obligé d'y retoucher, attendu que certaines portions des gencives peuvent, sous la pression de l'appareil, s'excorier ou s'enflammer et éprouver des changements de forme qu'il est impossible de prévoir et que les retouches viennent modifier complétement.

Toute personne douée de patience et qui présente une conformation ordinaire de la bouche, peut espérer retrouver, au moyen d'une pièce artificielle, une élocution aisée, la parfaite articulation des mots et la faculté de mâcher toute sorte d'aliments.

Lorsqu'on pose un râtelier artificiel ou même la plus petite pièce dans la bouche d'un individu qui n'en a jamais porté, ou qui n'en a pas porté depuis quelque temps ou encore qui change de pièce, il éprouve souvent une certaine gêne. Non-seulement il lui est impossible souvent de bien mâcher les aliments avec ses nouvelles dents, mais encore il éprouve de la difficulté pour prononcer les mots, quelquefois même, ce qui est du reste rare, il est pris de légers vomissements. Au bout de quelques semaines, souvent dès le premier jour, souvent même dès la première heure, ces inconvénients ont complétement disparu.

Outre la gêne que produit souvent un dentier neuf ou une pièce partielle, il possède quelquefois, lorsqu'il vient d'être posé, un aspect cru et criard peu propre à satisfaire le client qui commence toujours par trouver des défauts à sa pièce et, en résumé, reste convaincu qu'il n'arrivera jamais à supporter un appareil qui lui semble aussi laid qu'incommode. La physionomie paraît complétement changée, et elle l'est en effet, car une figure sans dents est loin de ressembler à une figure qui en possède, et il faut quelque temps à la personne porteur d'un appareil pour s'habituer à sa nouvelle ou, pour mieux dire, à son ancienne figure telle qu'elle était alors qu'elle possédait toutes ses dents.

En résumé, l'impression produite par la pose récente d'un dentier est rarement bien satisfaisante, et souvent nous avons vu un client passer plusieurs heures devant une glace contractant tous les muscles de sa figure et leur imprimant un véritable tic nerveux, sous prétexte de rendre sa pièce bien visible et juger complétement de son effet qui, on le comprend facilement, ne peut dans ce cas qu'être infiniment disgracieux, car chacun des mouvements de la face déplace l'appareil.

Il faut souvent, du reste, ainsi que nous l'avons dit plus haut, faire subir à la pièce plusieurs retouches avant qu'elle soit parfaitement adaptée aux organes. Ce n'est qu'après ces diverses opérations qu'on pourrait nommer le réglage du dentier et alors que le client a repris tout son calme qu'il peut se servir utilement et sans gêne de son appareil, et juger alors d'une œuvre achevée, ce qui était impossible auparavant.

Nous avons déjà écrit plusieurs fois et

nous ne cessons de le répéter, car cette image nous semble pleine de justesse, qu'il en est d'un dentier comme d'un instrument de musique dont ne ne sait pas jouer. Ce n'est qu'avec le temps qu'on apprend à s'en servir. Il en est de même pour tous les objets dont on se sert pour la première fois. Est-on jamais satisfait complétement d'une chaussure neuve? D'un côté ou d'un autre, elle nous gêne, et son aspect nous semble parfois plus ou moins désagréable. Ce n'est qu'après l'avoir portée quelque temps que tous ces inconvénients disparaissent et que nous sommes satisfaits. Il ne suffit pas qu'on mette une plume ou un instrument de musique dans la main d'un enfant pour qu'il sache écrire ou jouer; il faut, et l'individu porteur d'un dentier est dans le même cas, qu'il apprenne à s'en servir. La *patience* est la première condition du succès.

Ce sont là des vérités banales que nous répétons sans cesse à tous nos clients, mais qui, paraît-il, ne sont pas encore assez connues, puisque nous nous voyons constamment dans la nécessité de les répéter.

Il est bien entendu que, dans ce qui précède, nous n'avons eu en vue que les cas difficiles, le plus souvent cas exceptionnels. Il nous arrive tous les jours de poser des appareils qui sont immédiatement supportés sans gêne pour le client et à sa plus grande satisfaction.

Parmi les causes qui compromettent au plus haut degré le succès des pièces artificielles, il faut placer au premier rang le manque de confiance envers le dentiste et la rapidité avec laquelle le client veut souvent être servi. Nous ne saurions mieux faire que de répéter à ce sujet les sages réflexions d'un jeune praticien trop tôt enlevé à la science, le docteur Gaillard.

« Trompé sans doute par les réclames pompeuses de tant d'illustres coryphées, dit ce médecin, on se rend chez le dentiste pour commander une pièce artificielle ou une opération comme s'il s'agissait d'un simple vêtement, et lorsque le praticien déclare l'urgence d'un traitement préparatoire, on lui répond : ça presse, il faut que, dans vingt-quatre heures, ce soit une affaire bâclée.

« Vous aurez beau faire observer que les gencives sont malades et que les alvéoles, récemment dégarnis de leurs racines, ne sont pas encore oblitérés et que les rebords des maxillaires subiront nécessairement des modifications qui ne permettront plus une adaptation parfaite de la pièce artificielle, tout est inutile ; l'essentiel, c'est que le travail soit fait et posé à l'heure indiquée. Tel est le langage de beaucoup de gens qui se figurent que le progrès existe dans la nature comme dans les choses industrielles, et qu'on peut régir les actes réparateurs de l'organisme au gré de leurs désirs.

« Évidemment, ce serait élever contre la prothèse des griefs injustes que de lui imputer les fâcheux résultats qui peuvent se produire à la suite de ces exigences inconsidérées. Aussi, en signalant cette funeste tendance à tout précipiter, n'ai-je pas d'autre intention que de démontrer l'importance d'un traitement préparatoire, traitement qui varie, bien entendu, suivant les cas, mais qui a toujours pour but de mettre la surface gengivale et les parties environnantes dans les meilleures conditions de résistance et de stabilité. » [1]

Ce n'est qu'au moyen de soins convenables qu'on peut préserver les pièces artificielles de toute altération ; on doit les brosser tous les jours avec notre poudre dentifrice gaulthérine et les rincer ensuite dans de l'eau additionnée de notre élixir gaulthérine. En raison des substances antiputrides qu'ils renferment, cette poudre et cet élixir fabriqués spécialement pour l'entretien des pièces artificielles leur assure une conservation très-longue.

On ne doit pas garder la nuit les pièces

(1) Quand nous voyons l'impatience des clients à se servir immédiatement d'une pièce, cela nous rappelle la lettre écrite à la fin du siècle dernier par Washington à son dentiste Greenwood, de Philadelphie.

« Mon cher ami, il y a maintenant neuf mois que je porte votre admirable machine, je commence à bien parler et j'entrevois dans un avenir très-prochain le moment où je pourrai manger ; envoyez-moi quelques pieds de ressorts, car ils s'usent vite et je suis obligé de les remplacer, souvent. »

Que diraient les clients de nos jours, dont l'impatience a cru encore plus vite que les progrès ? Ce n'est plus au bout de neuf mois qu'ils se contenteraient de bien parler et de manger, c'est sur-le-champ qu'ils voudraient faire les deux, et nous y arrivons souvent. Si Washington et son dentiste revenaient de l'autre monde, ils seraient sans doute bien étonnés !

artificielles, afin que les gencives puissent se reposer de leur contact.

Quelques personnes ne retirent jamais leur pièce pour la nettoyer ; d'autres se contentent de la retirer une ou deux fois par semaine, s'en tenant à la nettoyer en se rinçant la bouche. Nulle pratique n'est plus préjudiciable ! Il est impossible que la pièce soit tenue propre en se rinçant simplement la bouche, il faut la retirer pour qu'elle soit bien nettoyée. D'ailleurs, la bouche s'affectera nécessairement, les gencives s'ulcéreront si elles restent constamment recouvertes d'une pièce artificielle.

Si, à ce moment, l'on enlève la pièce artificielle, on trouvera la muqueuse rouge, enflammée, injectée de sang, saignante au moindre attouchement et très-ramollie. Sur la surface de la plaque, en contact avec la muqueuse, une matière sébacée, blanche, excessivement irritante, se sera concrétée.

On doit avoir grand soin de ne pas contracter la mauvaise habitude de garder la nuit une pièce artificielle, à moins que cela ne soit absolument exigé par des convenances impérieuses, mais c'est là un cas exceptionnel, et quand il se présente, on devrait changer de pièce le soir, en remplaçant celle qu'on porte dans la journée par une autre à base plus étroite que celle dont on se sert pour mâcher.

On ne retire qu'un seul avantage des pièces portées la nuit, c'est de tenir les mâchoires séparées, écartées l'une de l'autre. Les gencives étant, à l'état naturel, constamment baignées par la salive et nettoyées par le frottement de la langue et des aliments, il est grandement à désirer qu'elles restent libres au moins huit heures sur vingt-quatre.

Lorsqu'on ne garde pas une pièce artificielle dans la bouche, elle doit être placée dans un verre plein d'eau additionnée d'une petite cuillerée de gaulthérine.

Il est essentiel, quand on porte une pièce artificielle, le dentier à succion surtout, de mâcher des deux côtés à la fois sous peine de voir la pièce perdre son adhérence.

Il faut avoir recours aux pièces artificielles dès qu'on aura perdu quelques grosses ou petites molaires. Ces dents servent, non-seulement à la mastication, mais encore maintiennent les dents restantes qui, isolées, tomberaient ou dévieraient rapidement, et dès qu'elles sont absentes il faut les remplacer. Si on prenait l'habitude de mâcher avec les dents de devant, celles du haut seraient bientôt rejetées en avant ou usées, en raison de l'effort qu'exercent sur elles celles d'en bas, et la difformité, dite *menton de galoche,* en serait bientôt la conséquence. Les incisives ne sont pas conformées de façon à broyer les aliments, et il est inutile de chercher à les faire servir à cet usage.

Nous ne saurions trop insister, en terminant, sur la difficulté extrême qu'il y a à bien réussir un râtelier ou la plus petite pièce artificielle. Un dentiste expérimenté, très-instruit, et possédant des ateliers convenablement organisés, et où existe la division du travail, peut seul conduire cette opération à bonne fin. Les industriels qui posent à bas prix des râteliers en 24 et 48 heures sont des charlatans ignorants, indignes de toute confiance. Si l'on réfléchit que ce n'est que par la pression atmosphérique qu'adhèrent les dentiers, dits à succion, on comprendra avec quelle précision rigoureuse ils doivent être ajustés et quels soins et quel temps exige leur adaptation sur des parties encore très-sensibles. On a tort de tant chercher à se procurer des dents artificielles ou des râteliers à prix réduits, car pour un organe aussi précieux et aussi indispensable que les dents, on doit toujours exiger quelque chose de parfait. Un dentier ou une pièce artificielle mal construits ne donnent que de mauvais résultats, d'amères déceptions, et peuvent occasionner chez ceux qui les portent, les accidents les plus graves, ainsi que nous en avons vu des exemples. Quant aux dents artificielles isolées, lorsqu'elles sont mal ajustées, on ne peut s'en servir sans gêne et elles ont pour résultat inévitable la carie ou la chute des dents voisines, tandis que leur rôle essentiel devrait être de les soutenir.

CHAPITRE XX

De l'usage des préparations dentifrices de A. Préterre.

Nous croyons utile, pour la commodité de nos clients, de résumer en quelques pages les usages des diverses préparations dentifrices que nous avons conseillées à plusieurs reprises dans le cours de cet ouvrage.

Poudre et élixir dentifrices Préterre pour l'hygiène des dents.

Les soins à donner à la bouche, avons-nous dit, constituent la partie la plus importante de l'hygiène des dents. Eux seuls permettent de préserver le plus souvent ces organes de toute maladie.

L'usage de la poudre et de l'élixir Préterre est indiqué pour les soins de propreté auxquels il convient d'avoir recours chaque matin. On applique un peu de poudre sur une brosse de crin et on se frotte les dents en tous sens. On se rince ensuite la bouche avec de l'eau additionnée d'élixir : une cuillerée à café pour un demi-verre d'eau. Conserver ce gargarisme quelques instants dans la bouche.

Après chaque repas, il est nécessaire de se rincer la bouche pour enlever les débris d'aliments accumulés entre les dents. De l'eau pure n'ayant pas d'action sur eux ne suffit pas pour cet usage, il faut l'additionner d'élixir pour raffermir les gencives.

Notre élixir convient également pour parfumer la bouche et enlever à l'haleine son odeur, notamment quand elle est produite par la fumée de tabac. Lorsque malgré son emploi l'odeur persiste, il faut faire usage de la préparation spéciale indiquée plus loin.

Dans un grand nombre de cas, le mal de dents, notamment celui qui résulte d'une inflammation des gencives, d'une névralgie dentaire et d'une carie, est calmé par l'usage de notre élixir. Lorsque la douleur est produite par une dent cariée, présentant une cavité, on introduit dans son intérieur une boulette de coton imbibé d'élixir. Ce moyen est presque infaillible pour calmer la douleur. S'il ne réussissait pas, il faudrait avoir recours à notre baume.

L'élixir employé après l'extraction est également fort utile pour cicatriser les gencives ; dans ce cas, on l'emploie en gargarismes à la dose de une cuillerée par demi-verre d'eau.

Mixture tonifiante Préterre contre le déchaussement et l'ébranlement des dents.

Cette préparation est spéciale contre le déchaussement et l'ébranlement des dents. Il suffit pour s'en servir de se gargariser plusieurs fois la bouche avec la mixture étendue de moitié de son volume d'eau et d'entourer les dents ébranlées d'un ruban de coton et de l'imbiber, avec une éponge qu'on passe sur les gencives, de mixture pure, puis renouveler cette opération plusieurs fois par jour.

Employée immédiatement après l'extraction des dents, notre mixture raffermit également les gencives [1].

(1) La mixture s'emploie également après l'extraction des dents pour prévenir les fluxions et les tuméfactions qui se produisent quelquefois. Son usage, à la suite des extractions, empêche les hémorrhagies et amène la cicatrisation rapide des gencives.

Élixir et poudre gaulthérine pour l'entretien des pièces artificielles.

Lorsqu'on est forcé d'avoir recours aux dents ou pièces artificielles, il est indispensable de les soumettre à des soins minutieux pour les garder intactes. Le moyen de les conserver et de les tenir dans un état de propreté convenable consiste à les ôter la nuit, les placer dans un verre d'eau additionnée d'une cuillerée à café d'élixir gaulthérine, et à les frotter, le soir et le matin, avec une brosse à dents enduite de poudre gaulthérine.

Les pièces baignées la nuit dans l'eau additionnée d'une cuillerée à café de gaulthérine sont fraîches et agréables à la bouche le matin et se conservent fort longtemps sans nécessiter de réparations.

Baume Préterre contre les maux de dents.

Cette préparation calme le mal de dents, principalement celui résultant de la carie dentaire, dont elle limite les progrès ; elle anesthésie la pulpe ou nerf dentaire, empêche les abcès consécutifs à la carie, et prépare ainsi la dent à recevoir une aurification ou un plombage sans douleur. Dans le cas de douleur sans carie, notamment dans les dénudations interstitielles et autres, aucune substance ne saurait lui être préférée pour calmer les souffrances. L'usage du baume convient également pour cautériser les aphthes. On peut aussi en faire usage pour calmer la douleur qui suit l'extraction des dents.

Pour se servir de cette préparation on doit procéder de la façon suivante :

Imbiber de baume une petite boule de coton et l'introduire dans la cavité formée par la carie préalablement essuyée; se gargariser ensuite avec un quart de verre d'eau tiède contenant quelques gouttes du baume pour calmer le mal de dents.

Renouveler cette opération toutes les quatre à cinq heures jusqu'à cessation complète de la douleur. Contre l'ébranlement de certaines dents, ou les dénudations interstitielles [1], aucune substance ne lui est préfé-

(1) Ces dénudations interstitielles, très-douloureuses quelquefois, simulent souvent une carie pour l'observateur peu attentif.

rable. Quand on fait usage du baume pour calmer la douleur qui suit l'extraction des dents, il suffit d'introduire une boulette de coton imbibé de baume dans la cavité laissée par la dent extraite.

Pour cautériser les aphthes il faut les toucher plusieurs fois par jour avec un pinceau imbibé de baume.

Élixir aromatique pour parfumer l'haleine.

La fétidité de l'haleine est une infirmité extrêmement commune. Les substances désinfectantes que contient cet élixir jouissent de la propriété de la dépouiller de toute odeur et lui communiquent un parfum agréable. Par ce moyen, l'odeur du tabac, même dans les cas les plus invétérés, disparaît complétement. Une cuillerée à café dans un verre d'eau est une dose suffisante.

CHAPITRE XXI

Des différentes applications de la prothèse dentaire. — Traitement des divisions palatines. — Musée des restaurations buccales.

Les chapitres qui précèdent sont entièrement consacrés à l'hygiène des dents, au traitement des maladies dont elles peuvent être atteintes et aux moyens de les remplacer quand elles sont perdues. Nous n'avons rien dit des applications les plus importantes de la prothèse dentaire, comptant publier prochainement un ouvrage fort complet sur cette question. Chargé officiellement des restaurations buccales les plus difficiles sur les victimes des dernières guerres de Crimée, d'Italie, de Chine, de Pologne et du Mexique, nous avons imaginé et appliqué dans les hôpitaux de Paris un grand nombre d'appareils pour remédier aux diverses lésions traumatiques de la bouche : becs-de-lièvre, résections partielles ou totales des mâchoires inférieure ou supérieure, nécroses ou perforations, difformités dentaires, anomalies, etc., etc. La faculté de médecine de Paris a voulu récompenser nos travaux d'une façon toute spéciale, et elle nous a décerné à l'unanimité le prix Barbier d'une valeur de 1,200 fr.

Dans le but de montrer aux lecteurs combien sont nombreuses les applications de la prothèse, nous reproduisons à la fin de ce chapitre le catalogue des pièces qui composent notre musée des restaurations buccales.

Bien que notre intention ne soit pas d'entrer maintenant dans aucun détail au sujet des pièces qui le composent, nous appellerons cependant l'attention de nos lecteurs sur les appareils que nous avons construits pour remédier au bec-de-lièvre compliqué de divisions congénitales ou acquises de la voûte du palais et de son voile [1]. Ce genre d'affections est relativement commun,

(1) Voir notre *Traité des divisions congénitales ou acquises de la voûte du palais et de son voile et les gravures placées à la fin de ce livre.*

puisque d'après nos calculs faits sur les statistiques des conseils de révision, il naît annuellement plusieurs milliers d'individus, environ, atteints de cette infirmité. Il n'est guère personne qui n'ait rencontré de ces infortunés absolument incompréhensibles tellement ils nasonnent et à qui, par conséquent, toutes les carrières sont fermées. L'article suivant, extrait d'un journal de médecine, le *Courrier médical*, montre les difficultés qu'il fallait vaincre pour remédier à cette infirmité.

Après avoir cité un malade, traité à l'Hôtel-Dieu sans succès pour une division considérable de la voûte du palais et de son voile, et qui, au moyen d'un appareil posé par nous, fut radicalement guéri, l'auteur de cet article entre dans les considérations suivantes :

« Ce n'est guère que dans les temps modernes qu'on a étudié sérieusement les moyens propres à remédier aux divisions congénitales ou acquises de la voûte du palais et de son voile. La staphylorrhaphie, autrefois préconisée par Roux, qui obtint quelques succès, est actuellement tout à fait abandonnée par les chirurgiens les plus illustres. La staphylorrhaphie est une mauvaise opération souvent dangereuse qui ne réussit souvent que dans la première jeunesse, alors précisément qu'elle est impraticable pour beaucoup de raisons ; en outre, les malades ne guérissent jamais complétement par ce procédé : l'acte de la phonation est toujours imparfait.

« L'art de remédier aux fissures palatines par des moyens artificiels n'est pas nouveau. Ambroise Paré donne dans ses œuvres le dessin d'un appareil destiné à remplacer la voûte et le voile du palais, mais la construction d'un appareil propre à atteindre ce but exige une précision extrême, et ce n'est que dans ces derniers temps qu'on est arrivé à un résultat complétement satisfaisant. Il est facile en effet de comprendre combien le problème mécanique est difficile à résoudre ; on peut sans trop de difficulté donner une souplesse suffisante à la plaque de caoutchouc destinée à remplacer le voile du palais ; mais comment remédier à l'action musculaire dont cette plaque est naturellement dépourvue ? Il fallait créer une force factice capable de relever le voile du palais dans la proportion exactement suffisante pour permettre l'acte de la phonation ; il fallait aussi que la longueur de l'appareil fût calculée avec la plus rigoureuse précision, car s'il se prolonge un peu trop en arrière, il agit comme un corps étranger dans le pharynx et provoque des nausées ; et s'il est trop court ou pas assez souple, la prononciation et la déglutition sont imparfaites ; la plus petite portion excédante ou manquante de cet organe artificiel influe immédiatement sur son rôle dans la phonation et la déglutition.

« M. Préterre est parvenu à résoudre le problème de la façon la plus complète au moyen d'appareils en caoutchouc extrêmement simples ; il est arrivé, quel que soit le degré d'infirmité du sujet, à remédier avec un succès complet à toutes les divisions congénitales ou accidentelles de la voûte du palais et de son voile. Les malades porteurs de ces appareils arrivent à parler aussi facilement que tout le monde, ainsi que cela a été du reste constaté par les plus illustres chirurgiens des hôpitaux de Paris. — On se tromperait grossièrement si on supposait que c'est *immédiatement* après la pose d'un appareil prothétique que la parole est rendue aux malades : *il faut leur apprendre à parler.* »

« L'éducation des individus atteints de division congénitale de la voûte et du voile du palais est longue et difficile. Elle dure ordinairement de trois à six mois. Si nous n'avions pas assisté aux leçons très-longues que M. Préterre est obligé de faire donner à ses clients, nous n'aurions jamais cru qu'il fût si difficile d'apprendre à parler à des individus de tout âge. M. Préterre s'est trouvé dans la nécessité de créer une méthode d'enseignement nouvelle. C'est sur l'imitation qu'elle est basée. L'individu fait avec la langue et les lèvres les mouvements qu'on lui indique; le plus souvent, il faut lui répéter le même mouvement un grand nombre de fois avant qu'il parvienne à l'exécuter parfaitement. »

Nous ajouterons à ce qui précède que l'importance de l'éducation des sujets atteints de division palatine est, ainsi que le fait avec raison observer Sédillot, généralement méconnue. Sans doute, l'appareil prothétique réussit admirablement à remédier à la fissure qu'il doit combler, mais il ne peut, presque jamais, avoir pour résultat de donner ou de rendre immédiatement la parole aux sujets qui en sont porteurs.

Cette vérité, devenue vulgaire pour nous et pour ceux qui ont entendu nos leçons, a toujours été une des difficultés de notre pratique par les ennuis et les questions toujours semblables qu'elle nous a suscités. Les sujets porteurs de nos appareils et leurs parents s'étonnent constamment que la parole ne suive pas immédiatement la pose de l'appareil. Ce n'est qu'avec les plus grandes difficultés que nous réussissons à leur faire comprendre qu'un individu qui n'a jamais bien parlé se trouve exactement dans la position d'un enfant qui vient de naître, ou, si on le préfère, dans celle d'un homme arrivé à toute la plénitude de son intelligence, mais à qui on voudrait faire parler une langue alors qu'il ne l'a jamais apprise. L'individu, enfant ou adulte, à qui nous venons de poser un appareil, est dans ce cas; il faut que nous lui apprenions à se servir de son appâreil, et corriger un à un tous ses défauts de prononciation, c'est-à dire à parler, absolument comme il faut apprendre à se servir d'un violon, d'un piano ou de tout autre instrument de musique pour réussir à en jouer, avec cette différence toutefois qu'il ne nous faut que quelques semaines pour apprendre à parler à un sujet porteur d'un appareil, tandis qu'il faut des mois, des années souvent pour apprendre à se servir d'un instrument de musique.

Il n'est pas inutile d'ajouter que l'enseignement de la parole n'a d'utilité que pour les sujets atteints, de naissance, de division palatine. Quant à ceux dont la fissure résulte d'un accident, la parole leur est rendue immédiatement après la pose de l'appareil : c'est là précisément ce qui constitue la différence entre les individus atteints, de naissance, de divisions palatines et ceux chez lesquels cette infirmité provient d'un accident. Ce sont en réalité deux infirmités très-distinctes ; et la similitude apparente qui existe entre elles est la source d'erreurs journalières commises par des personnes fort instruites qui ne parviennent pas à saisir la différence qui sépare ces deux affections, au point de vue de l'éducation.

M. Préterre, dit l'auteur de l'article cité plus haut, a eu une heureuse idée que tous les chirurgiens devraient imiter. Il a fait exécuter en plâtre le modèle de tous les individus auxquels il a posé des pièces artificielles, non-seulement dans les cas de fissures palatines, mais encore dans ceux très-nombreux des diverses lésions traumatiques ou congénitales de la bouche, résections partielles ou totales des mâchoires inférieures ou supérieures, nécroses ou perforations, difformités dentaires, blessures produites par les armes à feu, etc. On sait, en effet, que M. Préterre a été chargé dans les hôpitaux des restaurations buccales les plus difficiles sur les victimes des dernières guerres de Crimée, d'Italie et du Mexique. L'espèce de musée qu'il a ainsi créé est extrêmement curieux. Les médecins pourront le visiter prochainement au musée Orfila, où je crois qu'il va être incessamment transporté; ils pourront ainsi se rendre compte, en quelques minutes d'examen, des résultats admirables auxquels cette branche de la chirurgie est arrivée dans ces dernières années.

Musée des restaurations buccales.

La collection qui compose notre musée se trouve actuellement exposée dans notre cabinet, boulevard des Italiens, nº 29, où on peut venir la visiter. Nous allons donner la nomenclature de plusieurs des pièces qui la composent.

Rappelons, d'abord, que ce musée renferme les appareils prothétiques construits pour les hôpitaux civils et militaires et pour la pratique civile, bec-de-lièvre simple ou double, gueule-de-loup, résections partielles ou totales des mâchoires inférieure ou supérieure, nécroses phosphorées, perforations palatines simples ou multiples, accidents syphilitiques tertiaires, difformités dentaires, anomalies, etc., etc. Ce sont des duplicata des appareils construits pour les malades blessés ou opérés confiés à nos soins, par MM. les docteurs Nélaton, Trousseau, Ricord, Velpeau, Maisonneuve, Chassaignac, Robert, Chomel, Demarquay, Monod, Malgaigne, Piorry, Denonvilliers, Larrey, Huguier, Gosselin, Verneuil, Broca, Michon, Richet, Pallanciano de Naples, Simpson d'Édimbourg, Marion Sims, Langenbeck, etc., etc., et ils peuvent être divisés ainsi qu'il suit :

1° Restaurations du maxillaire supérieur et du maxillaire inférieur, après leur ablation totale ou partielle;

2° Obturateurs des fissures congénitales ou acquises de la voûte et du voile du palais, ne remplaçant pas seulement la substance perdue, mais rétablissant les fonctions; déviations de mâchoires;

3° Restaurations des plaies d'armes de guerre, pièces commandées par le Gouvernement français pour les blessés de Crimée et d'Italie;

4° Pièces diverses dont la nature n'a pas permis le classement.

Voici maintenant un extrait du catalogue de ce musée : (1)

NÉLATON. Obturateur pour une fenestre palatine pratiquée pour l'enlèvement d'un polype nasopharyngien (*Hôp. des cliniq.*).

DEMARQUAY. Obturateur à ressort pour une division syphilitique (*Maison municipale de santé*).

RICORD. Obturateur à ressorts palmés pour division syphilitique du voile du palais (*Hôp. du Midi*),

TROUSSEAU. Obturateur à boule excentrique pour une perforation du voile du palais (*Hôtel-Dieu*).

VELPEAU. Obturateur à cage métallique pour division congénitale du voile du palais.

DENONVILLIERS. Obturateur à cage pour division congénitale de la voûte et du voile du palais; résection de l'os incisé et chéïloplastie, l'obturateur est porteur de quatre dents incisives (*Hôp. S.-Louis*).

(1) Nous ne comprenons pas dans cette énumération les appareils que nous avons construits pour les blessés de la dernière guerre avec l'Allemagne. Nous réservons leur description pour une publication spéciale.

DEBOUT. Obturateur mi-rigide, mi-souple, appliqué pour division congénitale de la voûte et du voile du palais avec un plein succès chez un malade qui avait subi (1847) une opération infructueuse de staphylorrhaphie, par M. Roux. (*Présenté à la Société de chirurgie, le* 26 *juillet* 1862).

MOUNIER. Appareil destiné à combler une perte de substance résultant d'une fracture comminutive du maxillaire supérieur, avec destruction de la portion palatine et de toute l'arcade dentaire du côté gauche, à l'exception des trois molaires du côté gauche (*Plaie d'arme à feu. — Bataille de Magenta*).

Baron LARREY et PERRIN. Restauration du maxillaire inférieur brisé comminutivement par une balle qui avait emporté en même temps une partie de l'arcade dentaire du côté droit (*Présenté à l'Acad. imp. de méd. — Bataille de Magenta.*

BAIZEAU. Appareil destiné à remplacer tout

le corps de la mâchoire inférieure, détruit par une balle qui, en même temps, avait enlevé la presque totalité de la langue et rendu par là impossibles la mastication et la déglutition ; ces désordres déterminaient une perte de salive et des troubles de la digestion, auxquels cet appareil a également remédié. — Présenté au Conseil de santé des armées (*Hôpital du Val-de-Grâce. — Bataille de Solférino*).

BEYRAN. Restauration de la portion droite et de l'angle du maxillaire inférieur après fracture comminutive par un coup de feu (*Assaut de Malakoff*).

LEGOUEST. Appareil contentif appliqué pour la destruction du maxillaire inférieur et du menton par une balle (*Val-de-Grâce*).

Cet appareil a eu surtout pour résultat de remédier au chevauchement des dents et autres désordres, suites inévitables de la perte du maxillaire inférieur, sur la voûte palatine et sur l'arcade dentaire supérieure (*Bataille de Montebello*).

MAISONNEUVE. Restauration d'une portion du maxillaire supérieur après son ablation (*Malade présenté à l'Académie de médecine. — Hôpital de la Pitié*).

MICHAUX (de Louvain). Restauration du maxillaire supérieur droit, enlevé pour une tumeur myéloïde.

MAISONNEUVE. Maxillaire inférieur en totalité, pour remplacer le maxillaire inférieur enlevé pour une tumeur de nature fibreuse développée dans le corps de l'os, et s'étendant de chaque côté du droit principalement (*Présenté à l'Académie de médecine. — Hôpital de la Pitié*).

BROCA. Obturateur pour une division de la voûte du voile du palais (*Hôpital de Bicêtre*).

PARISE *de Lille*. Maxillaire supérieur gauche et moitié latérale de l'ethmoïde du même côté, entièrement remplacés à la suite de leur ablation nécessitée par une tumeur fibro-plastique. Cet appareil est porté depuis 12 ans.

CHASSAIGNAC. Obturateur pour une nécrose du maxillaire supérieur avec perforation de la voûte palatine.

NÉLATON et SÉDILLOT. Appareil destiné à combler une double fissure palatine.

Cet appareil est porté depuis sept ans, et comme il s'agissait ici de traumatisme, les résultats ont été immédiats ; nul n'eût pu soupçonner l'infirmité du malade.

CULLERIER. Obturateur pour une fissure syphilitique du voile du palais. Il offre ceci de particulier que le ressort qui soutient la fente du voile du palais est de forme entièrement circulaire (*Hôpital du Midi*).

NÉLATON. Appareil pour la cautérisation de la voûte palatine.

Cet appareil a permis à M. le professeur Nélaton d'employer pour la première fois un procédé qui lui est propre pour la destruction, au moyen d'un chlorure de zinc, d'une tumeur encéphaloïde, dont l'état de dégénérescence faisait redouter l'hémorrhagie (*Clinique de la ville*).

LACOMBE (de Périgueux). Deux appareils pour deux jeunes jumelles (*Division congénitale*).

DUNGLAS. Nez artificiel pour masquer la destruction, par un cancer, de toute la partie droite de l'aile à la racine (*Faculté de Lima*).

HUGUIER. Appareil appliqué sur la couverture d'un abcès du sinus maxillaire qui avait entraîné la nécrose et la destruction du sinus et de l'arcade dentaire du côté gauche (*Hôpital Beaujon*).

MICHON. Appareil pour combler la cavité résultant d'une ablation d'une portion du maxillaire supérieur pour une nécrose de cet os (*Hôpital de la Pitié*).

VALLET *d'Orléans*. Obturation pour une division congénitale de la voûte et du voile du palais.

Bertherand (d'Alger). Destruction complète du nez et de la voûte palatine, légère perte de substance de la portion moyenne du maxillaire inférieur. — Restauration mécanique de toutes ces parties (Suite de tentative de suicide). Présenté à la Société de chirurgie, 28 avril 1863 (*Hôpital d'Alger*).

Laveran. Obturateur pour une perforation palatine avec perte des incisives par suite d'ulcération syphilitique (*Hôpital militaire du Val-de-Grâce*).

Richet. Nez artificiel pour accidents spécifiques (*Hôpital de la Pitié*).

Jarjavay. Appareil construit pour un malade de son service et qui portait une fistule et une nécrose du sinus maxillaire. Cette pièce est construite sur le principe des dentiers à succion, complétement isolée des dent restantes et fixée au palais par le seul moyen d'une chambre à air (*Hôpital Saint-Antoine*).

Verneuil. Obturateur appliqué après une opération de staphylorrhaphie ; le voile a pu être réuni en partie, et les portions dures de la voûte, séparées par un trop grand espace, n'ont pu être rapprochées, et la fermeture de l'orifice restant a nécessité l'emploi de cet appareil (*Hôtel-Dieu*).

MONOD. Obturateur fenêtré avec luette articulée, appareil porté depuis 5 ans (*Maison municipale de santé*).

MALGAIGNE. Obturateur à cage en or pour division congénitale de la voûte et du voile du palais. Cet appareil est l'un plus élémentaires que nous ayons construits, mais il a donné néanmoins des résultats assez satisfaisants, car nous n'avons pu obtenir du malade qu'il fût remplacé par un plus perfectionné (*Hôpital Beaujon*).

LANGENBECK *de Berlin*. Modèle d'une pièce exécutée pour un malade auquel on avait pratiqué l'ablation du maxillaire supérieur dans sa totalité à la suite d'un cancer de cette région.

GOFFRES. Appareil rétablissant la symétrie

de l'arcade dentaire inférieure détruite par une tentative de suicide. La figure de cet appareil représente une arcade dentaire supplémentaire et appliquée extérieurement à l'arcade dentaire restante et rétrécie de plus d'un tiers par la blessure (*Hôpital militaire de Vincennes*).

GOFFRES. Un appareil pour remédier à la perte des six dents antérieures de la mâchoire supérieure et d'une portion de l'os incisif emportée par un coup de pied de cheval (*Même hôpital*).

HARDY. Obturateur pour division congénitale du voile du palais. — Sujet déjà opéré par M. Roux.

MARJOLIN. Obturateur du voile du palais, seule division congénitale sur un sujet âgé de 11 ans (*Hôpital des enfants malades Sainte-Eugénie*).

SIMPSON *d'Édimbourg*. Obturateur pour une division très-large de la voûte et du voile du palais.

GOSSELIN. Obturateur après staphylorrhaphie; le voile seul ayant pu être réuni (*Hôpital Cochin*).

BOUCHUT. Obturateur pour une division d'origine syphilitique de la voûte et du voile, simulant par sa disposition une division congénitale chez une petite fille de 11 ans.

Nous avons pu faire profiter cette enfant de la disposition nouvelle de nos appareils, que nous appliquons aux cas congénitaux (*Hôpital Sainte-Eugénie*).

CUSCO. Appareil destiné à combler la perte de substance résultant de l'ablation d'une portion du maxillaire supérieur, suite de nécrose. Cet appareil est en place depuis six ans (*Hôpital de la Salpétrière*).

CALVO. Appareil à voile mobile pour une nécrose syphilitique d'une portion antérieure du maxillaire supérieur, obturant deux cavités dans la voûte palatine et une fissure dans le voile du palais (*Dispensaire spécial de la cité Trévise*).

VELPEAU. Nez artificiel.

JOBERT DE LAMBALLE. Appareil contentif à la mâchoire supérieure et maxillaire artificiel pour remédier aux suites d'une ablation de cet os du côté gauche.

NÉLATON. Pièce destinée à combler la perte de substance résultant de l'ablation du maxillaire supérieur gauche, pour une tumeur myéloïde.

Cet appareil offre de nombreuses particularités de forme et de construction qui ne peuvent trouver place ici. L'appareil est en place depuis sept ans, et donne les meilleurs résultats (*Hôpital des Cliniques*).

GALEZOWSKI. Restauration du maxillaire supérieur, suite d'une mutilation de la face par arme à feu pendant la dernière insurrection de Pologne.

Les collections sont soumises à l'examen de MM. les chirurgiens et médecins tous les jours à 4 heures, le dimanche excepté.

En prévenant à l'avance, on pourra voir des sujets porteurs des appareils.

ATLAS

DU

TRAITÉ PRATIQUE DES MALADIES DES DENTS

Notre intention première était de donner dans cet atlas quelques planches représentant plusieurs des appareils construits par nous, pendant la campagne 1870-1871, pour les blessés que le Gouvernement ainsi que la Société internationale de secours aux blessés et les ambulances de la Presse nous avaient confiés; mais le défaut de temps et d'espace nous a forcé à renoncer à ce projet. Nous nous contenterons donc pour aujourd'hui de publier, pour montrer le rôle que la prothèse a joué dans la dernière guerre, la liste de quelques-unes des ambulances où nous avons été appelé pour donner nos soins.

Ambulance du Grand-Hôtel. Services des docteurs Vidal, Chenu, Boinet, Nélaton, etc.

Hôpital Saint-Martin Service du Dr Guérin.

Ambulance du Luxembourg. Services des Drs Amussat, Danet, etc.

Val-de-Grâce. Services des Drs Péan, Bérenger-Féraud, Perrin.

Hôpital Cochin. Service du Dr Saint-Germain.

Hôpital des Sourds-muets. Service du Dr Dubreuil.

Hôpital Saint-Antoine. Service du Dr Horteloup.

Ambulance du Jardin des Plantes. Service du Dr Polaillon.

Hôpital de la Salpêtrière. Service du Dr Cruveilher.

Hôpital Beaujon. Service du Dr Duplay.

Ambulance du Corps législatif. Services des Drs Mundy, Mosety et Hottot.

Charité. Service des Drs Denonvilliers, Gosselin, etc.

Ambulance de la Maison-Blanche. Service du Dr Ley

Lariboisière. Service du Dr Verneuil.

Hôtel-Dieu. Services des Drs Laugier et Maisonneuve.

Ambulance du Sénat. Service du Dr Bouillet.

Maison de santé. Service du Dr Demarquay.

Invalides. Service du Dr Lesueur.

Ambulances de la Presse. Service des Drs Ricord, Calvo, Nicaise, etc.

Hôpital Necker. Service du Dr Desormeaux.

Ambulance d'Ivry. Service du Dr Tremblay.

Ambulance de Longchamp. Service du Dr Périer.

Hôpital Saint-Louis. Service du Dr Panas.

MALADIES DES DENTS.

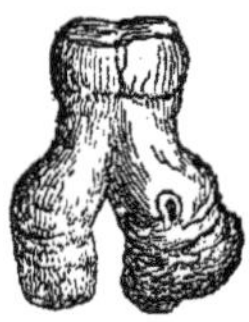

Exostose sur les deux racines d'une molaire du bas.

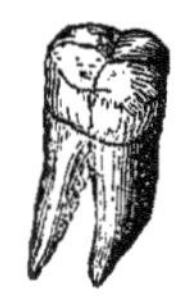

Dent cariée et restaurée au moyen de feuilles d'or. Méthode américaine.

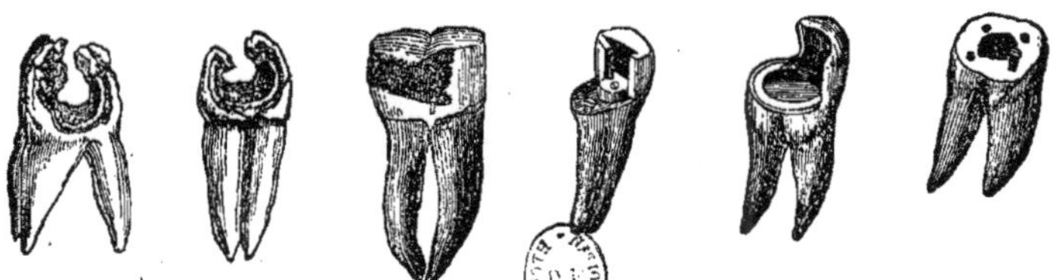

Dents cariées ayant subi l'extirpation des nerfs et destinées à être restaurées comme la dent ci-dessus.

INSTRUMENTS PRÊTERRE SERVANT A L'AURIFICATION.

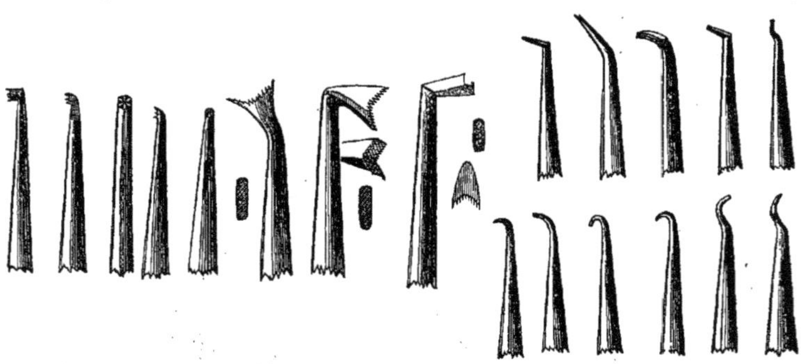

INSTRUMENTS PRÊTERRE POUR L'AURIFICATION.

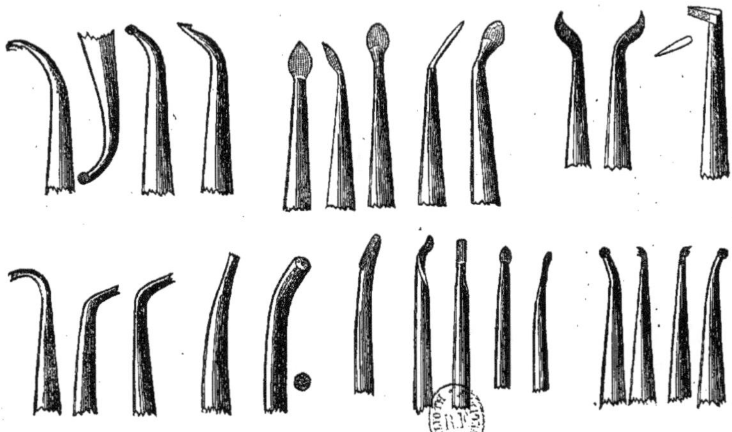

INSTRUMENTS POUR L'EXTIRPATION DES NERFS DENTAIRES.

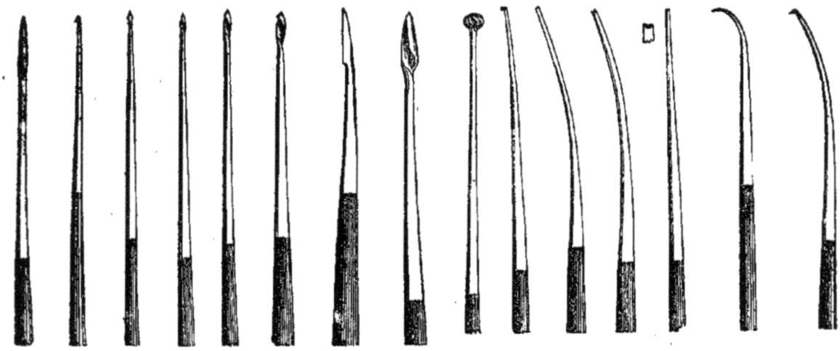

Instruments pour l'extirpation des nerfs dentaires et le traitement de dents profondément cariées (1).

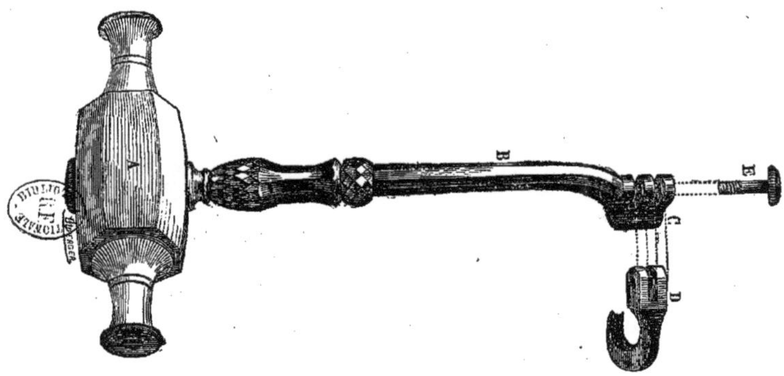

Clef de Garengeot pour l'extraction des dents.

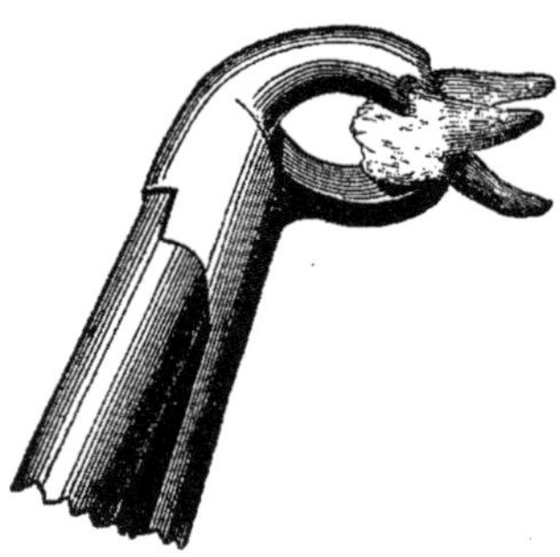

Davier américain pour l'extraction des dents molaires du bas.

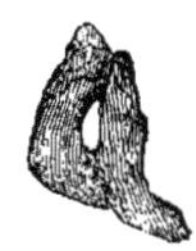

Dent cassée par la clef de Garengeot.

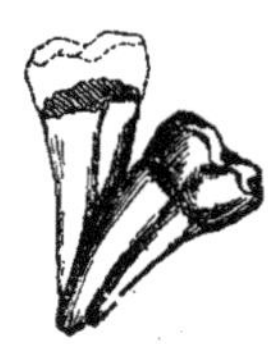

Deux molaires soudées l'une à l'autre. Difficulté d'opération.

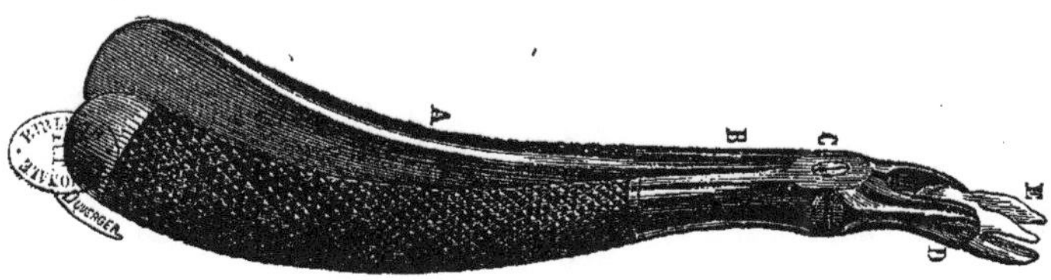

Davier-Préterre pour l'extraction des molaires du haut.

INSTRUMENTS POUR L'EXTRACTION DES DENTS.

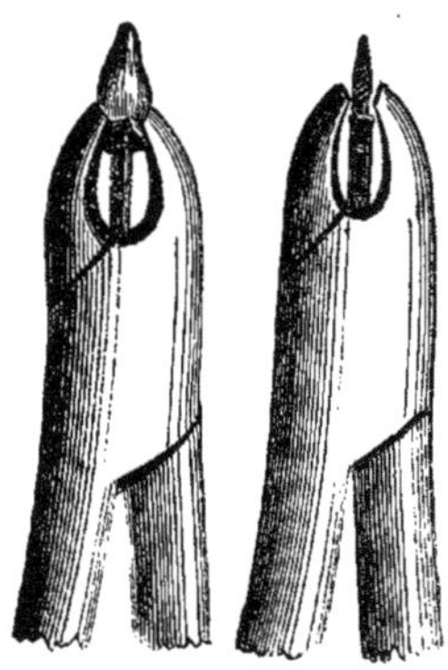

Daviers avec tige à vis pour l'extraction de certaines racines à la mâchoire supérieure.

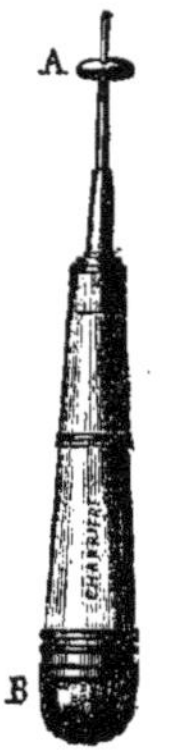

Canalimètre - Préterre, instrument pour mesurer les canaux dentaires pour dents à pivot.

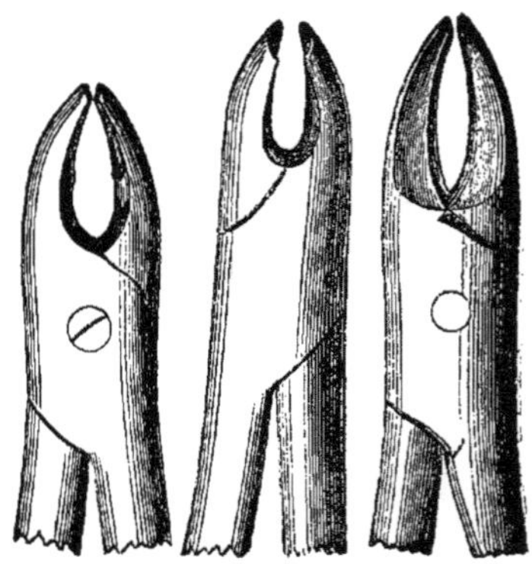

Daviers-Préterre pour l'extraction des petites molaires, canines et incisives.

REDRESSEMENT DES DENTS.

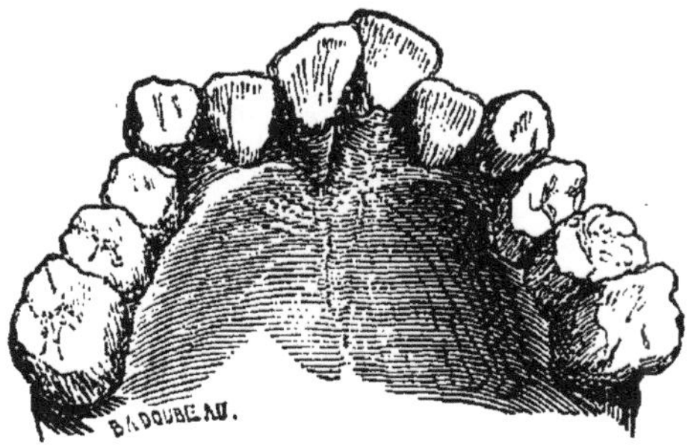

Irrégularité dentaire avant l'opération.

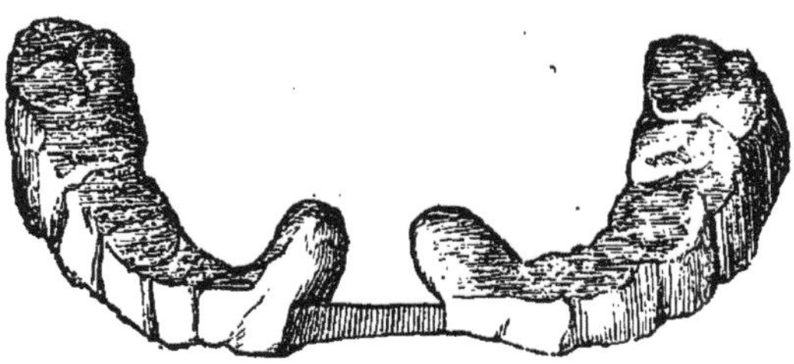

Appareil employé pour redresser les dents.

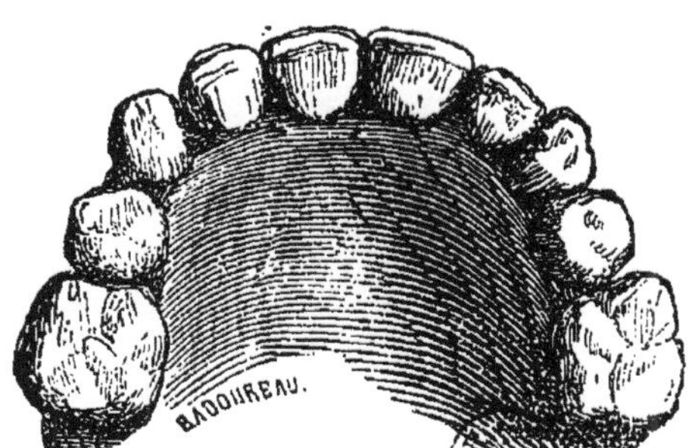

La bouche vue après trois mois de traitement.

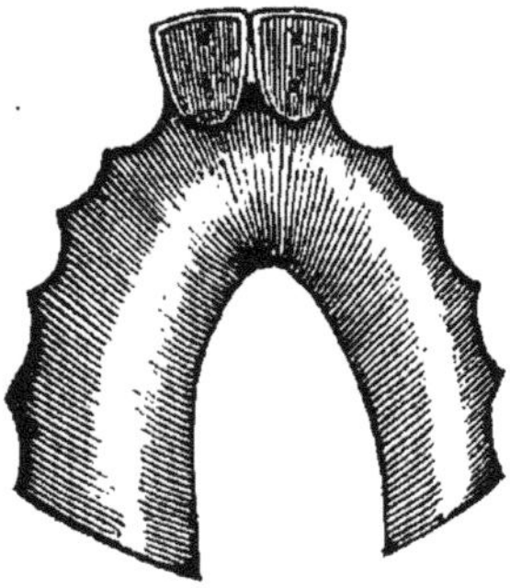

Deux dents posées sur base à succion.

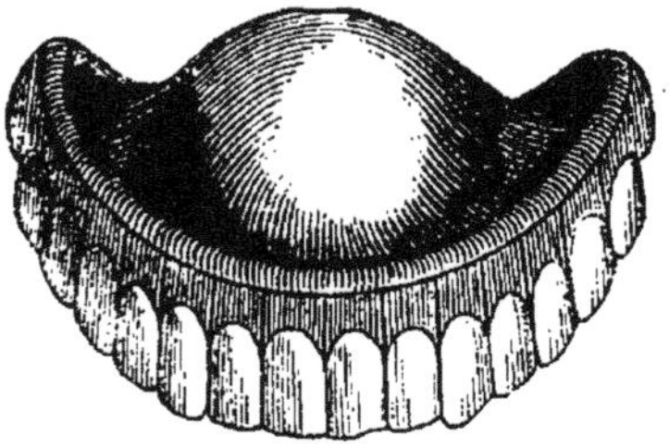

Dentier du haut à succion, vu de face. — Introduit par nous en Europe en 1853.

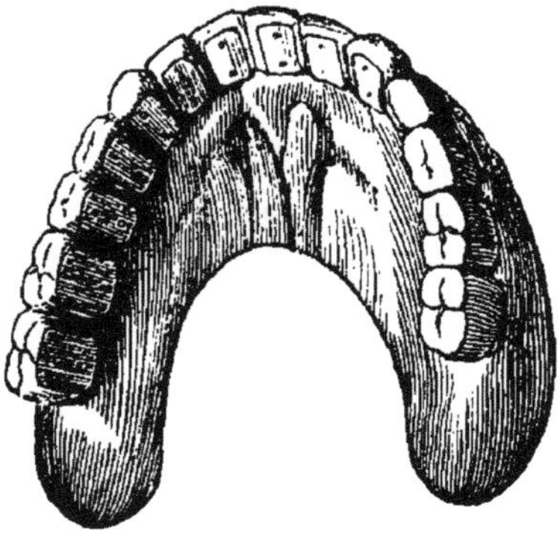

Le même appareil, vu intérieurement.

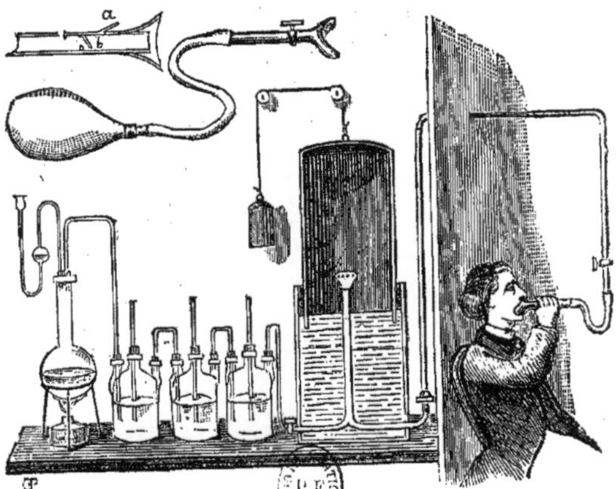

Appareil Préterre pour produire le protoxyde d'azote et l'administrer.

DIVISIONS PALATINES.

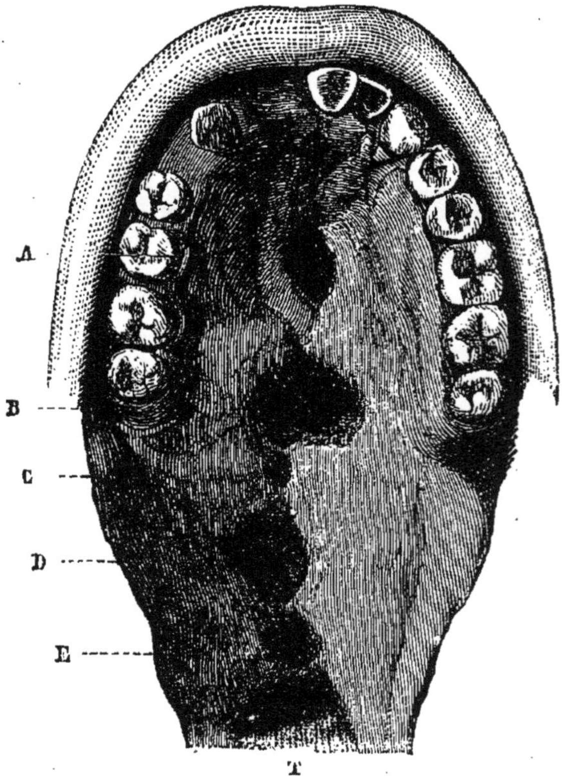

Divisions palatines. — Cinq perforations dans la voûte et le voile du palais représentées par les lettres A B C D E.

Cette planche ainsi que les suivantes sont extraites de notre ouvrage spécial sur les divisions et perforations palatines.

DIVISIONS PALATINES.

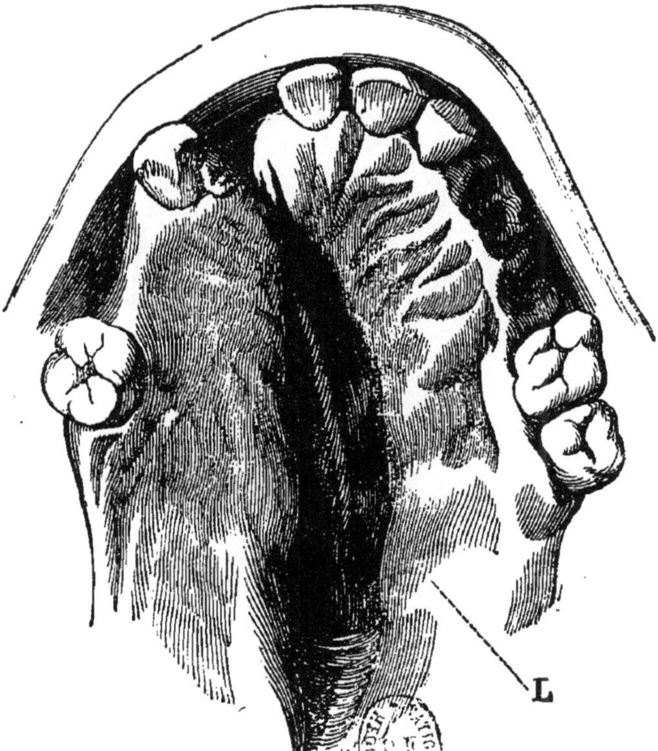

Division congénitale de la voûte et du voile du palais.

DIVISIONS PALATINES

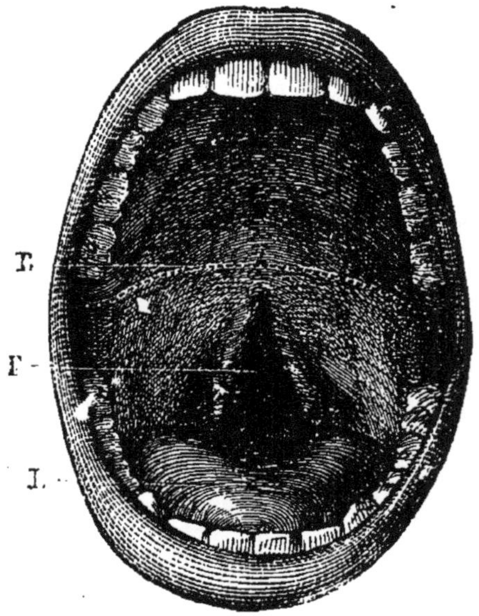

Division congénitale
du voile du palais chez deux jeunes jumelles
que nous avons traitées.

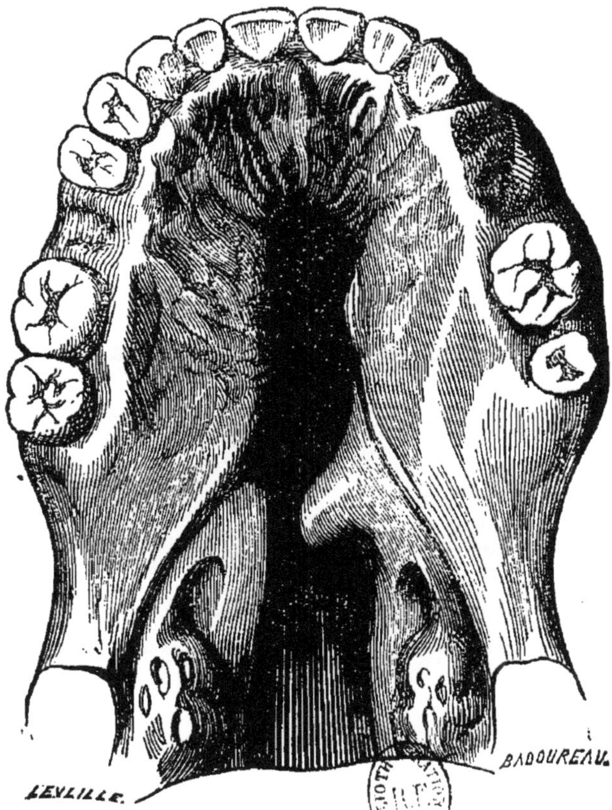

Division congénitale du voile et de la majeure partie de la voûte palatine.

APPAREILS POUR DIVISIONS PALATINES.

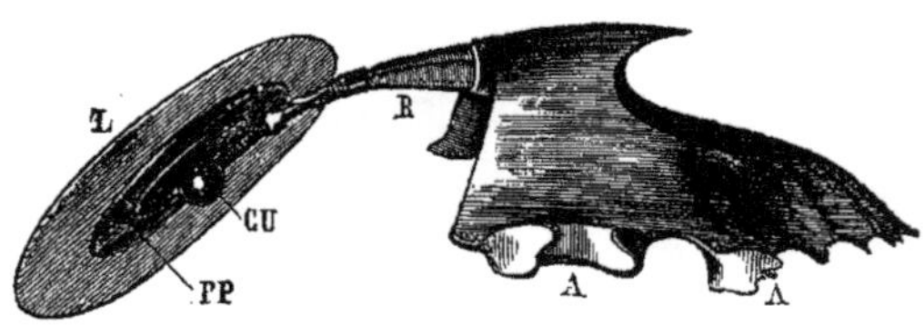

Obturateur-Préterre pour perforation du voile du palais. — Appareil à ressort, et charnière sur boule.

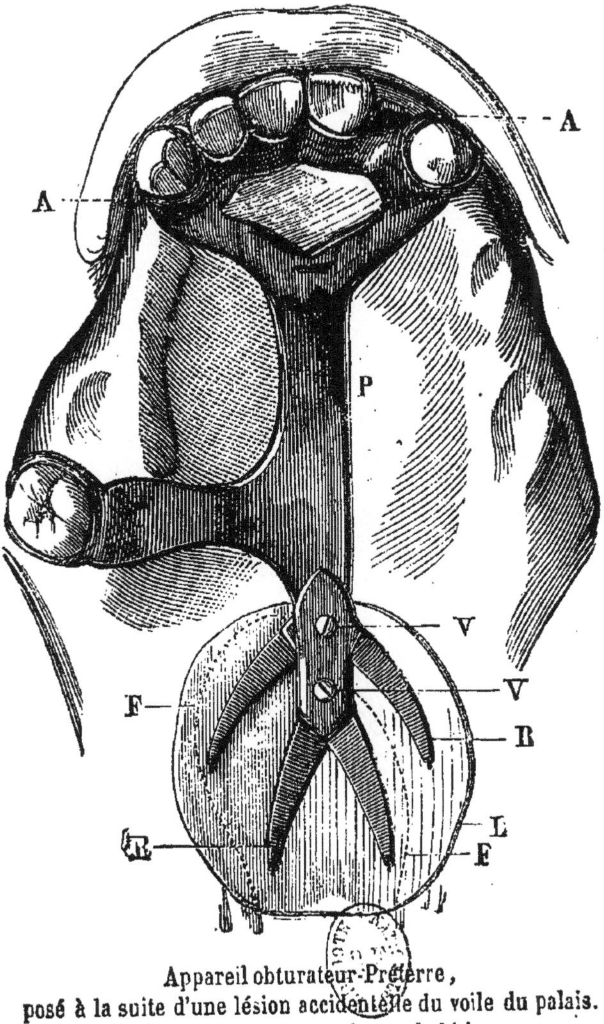

Appareil obturateur-Préterre,
posé à la suite d'une lésion accidentelle du voile du palais.
La ligne ponctuée représente la lésion.

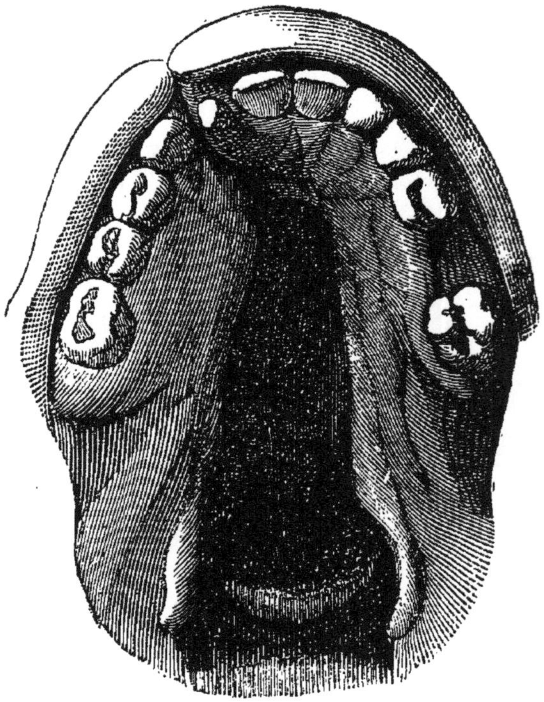

Division congénitale de la voûte et du voile du palais.

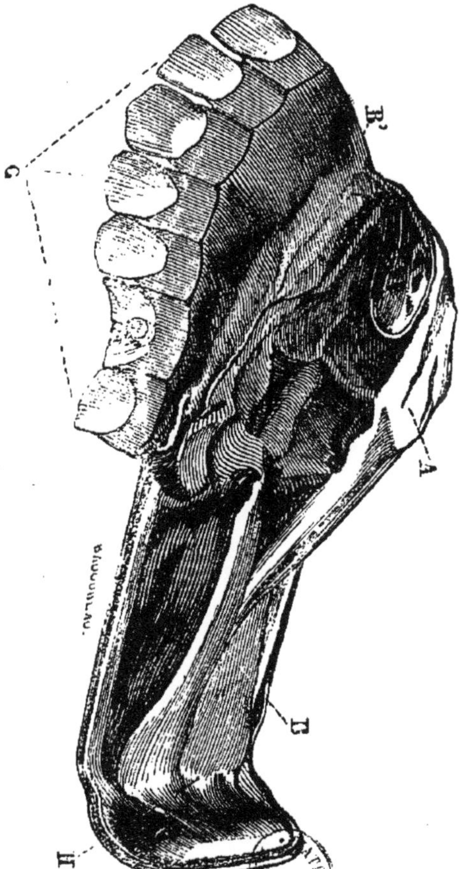

Maxillaire supérieur gauche avec voile du palais.
Cet appareil, inventé par nous, est porté depuis QUINZE ANS.

TABLE DES MATIÈRES

Les consultations ont lieu de 2 à 4 heures. — Les extractions au protoxyde ont plus particulièrement lieu à 3 heures.

Impr. de J. DUMAINE, rue Christine, 2.

OUVRAGES DE M. PRÉTERRE

DE L'EMPLOI DU PROTOXYDE D'AZOTE pour extraire les dents et pratiquer les opérations chirurgicales sans douleur. In-8°, 5e édition. 1 fr.

RECHERCHES SUR LES PROPRIÉTÉS PHYSIQUES ET PHYSIOLOGIQUES DU PROTOXYDE D'AZOTE LIQUÉFIÉ. In-8°. 1 fr.

CONSEILS AUX PERSONNES QUI ONT PERDU DES DENTS. In-18. 1 fr.

DES ÉLIXIRS ET POUDRES DENTIFRICES. In-32. 1 fr.

DE LA PREMIÈRE ET DE LA SECONDE DENTITION. Conseils aux mères de famille. In-32. 1 fr.

TRAITÉ des divisions congénitales ou acquises de la voûte du palais et de son voile. 1 vol. in-8° illustré de 97 gravures. 15 fr.

MUSÉE DES RESTAURATIONS BUCCALES. Un album in-folio illustré de magnifiques planches gravées sur acier d'après nature. 50 fr. (*Sous presse.*)

L'ART DENTAIRE. 16 volumes in-8°. 10 fr. le volume. (Cette collection comprend les observations détaillées des maladies confiées à M. Préterre par MM. les médecins et chirurgiens des hôpitaux de France et de l'étranger, et la description illustrée des appareils construits pour les diverses lésions de la bouche.)

*Ces ouvrages se trouvent au bureau de l'*ART DENTAIRE, *29, boulevard des Italiens.—Ils sont expédiés* franco *en échange d'un mandat ou de timbres-poste français.*

Principales Récompenses décernées à M. Préterre.

MÉDAILLE UNIQUE (PROTHÈSE) 1855
A L'EXPOSITION UNIVERSELLE DE PARIS.

GRANDE MÉDAILLE D'HONNEUR 1862
A L'EXPOSITION UNIVERSELLE DE LONDRES.

GRAND PRIX DÉCERNÉ EN 1863
PAR LA FACULTÉ DE MÉDECINE DE PARIS.

MÉDAILLE D'OR (UNIQUE) 1867
A L'EXPOSITION UNIVERSELLE DE PARIS.

MÉDAILLE D'HONNEUR, PARIS 1871
(SOINS DONNÉS AUX BLESSÉS.)

Paris. — Imp. J. Dumaine, rue Christine, 2.

www.ingramcontent.com/pod-product-compliance
Ingram Content Group UK Ltd.
Pitfield, Milton Keynes, MK11 3LW, UK
UKHW031835260826
14628UKWH00001B/407

9 782014 078220